JN325919

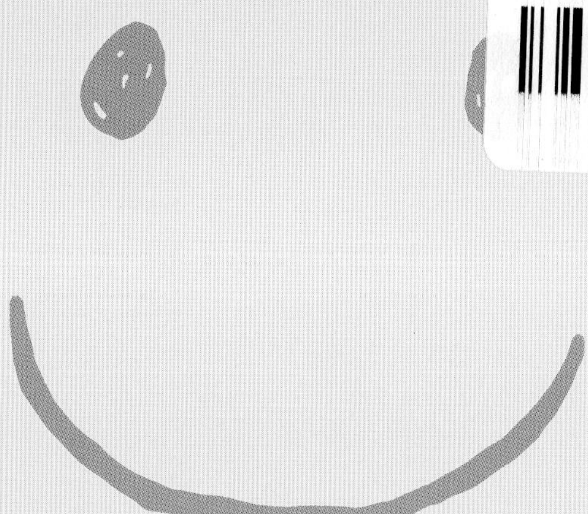

Making Smile《メイキングスマイル》

キレイな口元で
素敵な笑顔になるために

須崎 明 著

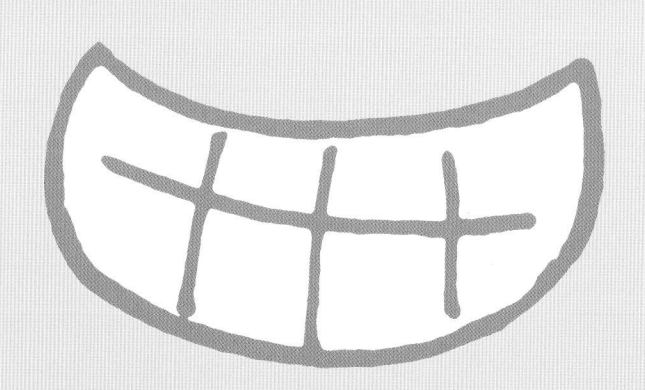

デンタルダイヤモンド社

Making Smile 目次

イラスト：菅野カズシゲ
ブックデザイン：髙倉新

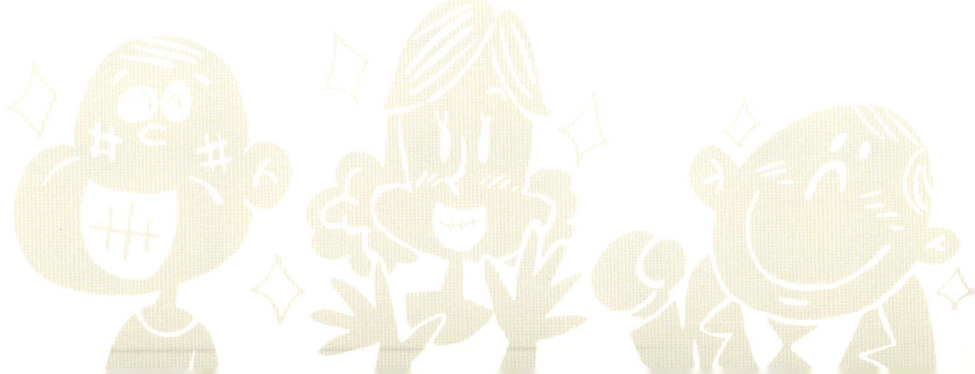

はじめに

日本にはすべての国民が健康的な生活を送ることができるように、国民皆保険制度というものがあります。本制度により、むし歯や歯周病、歯の欠損を中心としたお口のトラブルを保険制度により治療することができます。保険制度による治療は決して悪いものではなく、しっかりと定期的にお口の手入れをすれば、良好な状態を長期間保つことができます。

一方、それらの保険制度で使用できる材料と方法には限界があるため、保険外治療（自費治療）を用いると、より高い審美性や機能性を得ることができます。しかしながら、いくら自費治療をしても定期的なメインテナンスを怠ればその寿命は短くなってしまいます。治療終了はゴールではなく、そこからがスタートなのです。

したがって我々歯科医療スタッフは自費治療を少しでも長持ちさせるために、詳細な診査・診断のもと、多くの事前準備をし、治療時間をかけて治療をすすめていきます。すなわち、自費治療は単に良質な歯科材料を用いるだけでなく、治療に費やす多くの時間が必要になるのです。

そこで本書では自費治療を成功させるために、歯科医療スタッフが取り組んでいる様々なステップをご紹介します。

歯科審美学とは

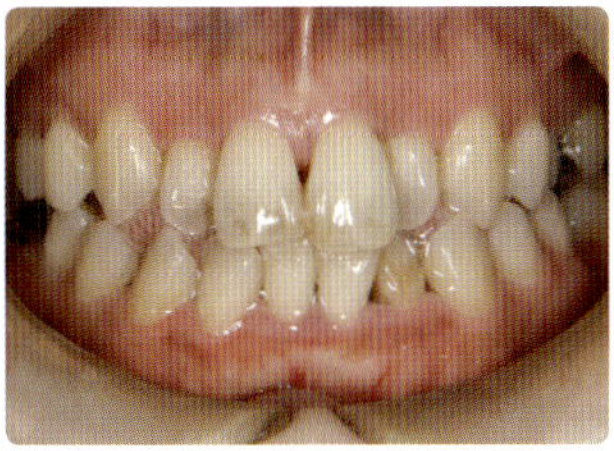

この患者さんは歯の着色を気にするあまり、人と話すことに極度の不安を持つようになり、心療内科に通院している方です。小さな頃、歯科治療で非常に痛い思いをしたのがトラウマとなり歯科医院には何十年も通院していませんでした。

心療内科の先生と相談し、まず歯の着色をPMTC（Professional Mechanical Tooth Cleaning）にて取り除くことにしました。PMTCは痛みを伴わないため、この患者さんは歯の着色を取り除くことができました。これをきっかけに他の部位の歯科治療に通院できるようになりました。さらに今では人と話すことの不安感はほとんどなくなり、心療内科での治療も必要なくなりました。

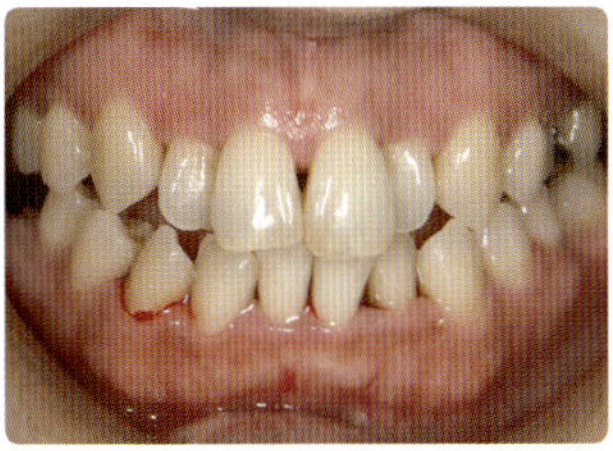

すなわち歯科審美学とは単に形態や色調の審美的な改善だけでなく、機能や心理的な問題を改善する学問なのです。

また審美歯科治療の成功の鍵は、我々医療従事者だけでなく、患者さん自身の積極的な治療への取り組みがとても重要となります。治療後もプロフェッショナルケアとセルフケアをしっかり持続させることにより、良好な状態を継続させることができるのです。

メインテナンスを必要としない高級車はありません！

しかしメインテナンスを続けている高級車ほど素晴らしいものはありません！

SMILE! 01

コンポジットレジンが叶える 自然な前歯の治療

一般的な治療の概要と流れ

歯が部分的に欠損した場合、残存している健全歯質の量やかみ合わせにもよりますが、多くの場合、コンポジットレジンと接着の技術で審美的に回復することができます。治療は接着する部分の健全歯質を一層削除し、接着処理をした後、コンポジットレジンの形を整えながら積み重ね、光照射により硬化させます。その後、研磨をして仕上げます。

メリット

歯を全周削るかぶせものとは異なり、健全な歯質を可及的に残すことができます。また治療にかかる通院回数も少なくなります。

デメリット

経年的にコンポジットレジン部の光沢が失われてきたり、健全歯とコンポジットレジンの色調の不調和が出たりすることがあります。その場合、再度研磨することで、多くの場合審美性を取り戻すことができます。

術前

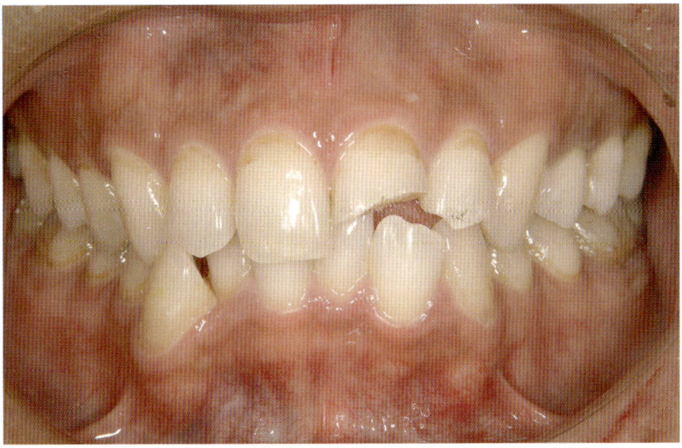

事故で転倒し前歯が破折してしまいました。

術後

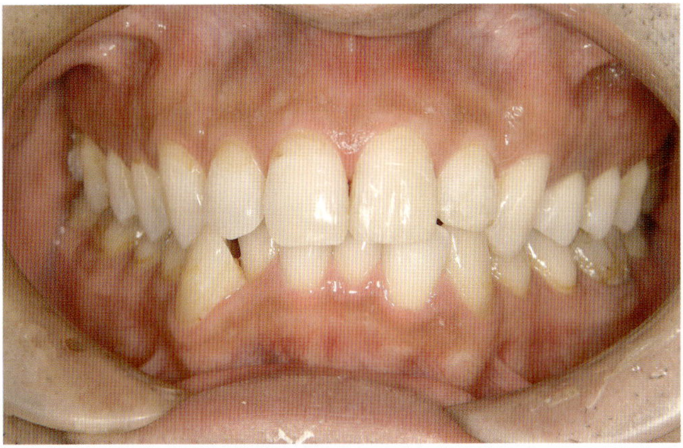

幸運にも神経を抜くことなく、自然な前歯の回復ができました。

SMILE ♥ STORY

この患者さんはお酒を飲みすぎ、酔っぱらって転倒してしまいました。自分自身の不甲斐なさにひどく落ち込んでいましたが、結果的に抜歯をすることなく、神経や歯を最大限に残すことができたため、コンポジットレジン修復により、また明るい笑顔を取り戻すことができました。

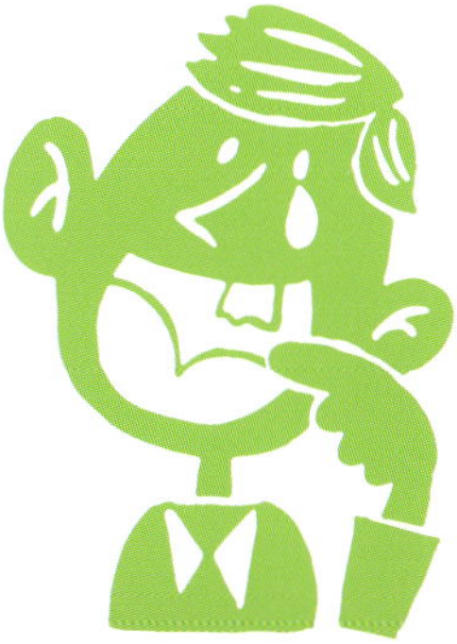

治療ステップ

1

治療1日目

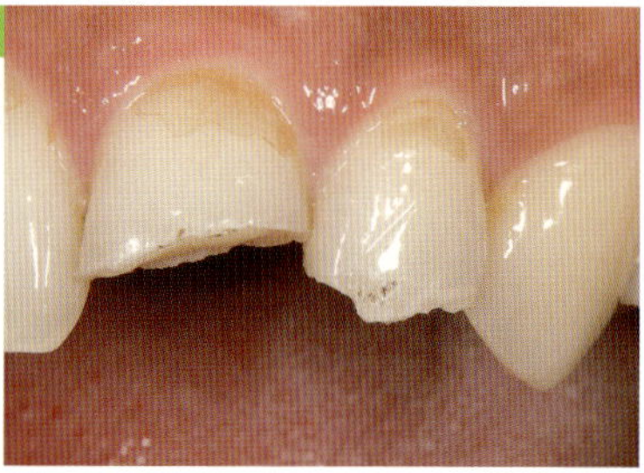

事故の衝撃で歯が欠けており、一部の神経が露出しています。

2

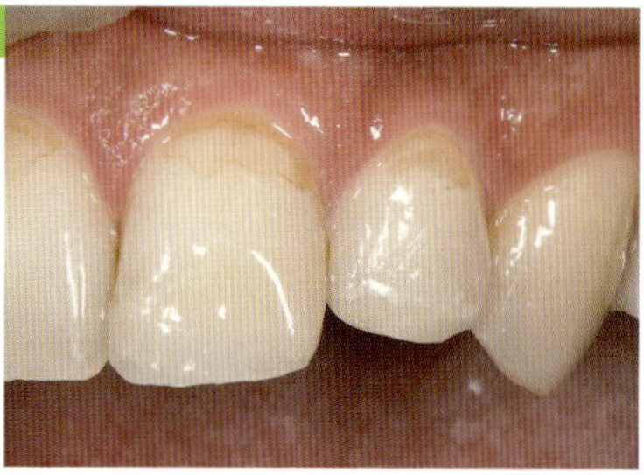

露出した神経を消毒し、確実な接着処理をし、コンポジットレジンで歯の形を回復しました。

5

治療3日目

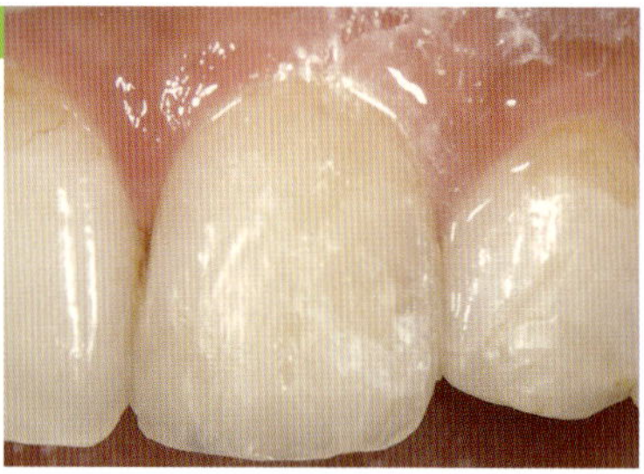

神経が生きていることを再確認後、コンポジットレジンの表面を削って歯の表面の詳細な形態を回復します。

6

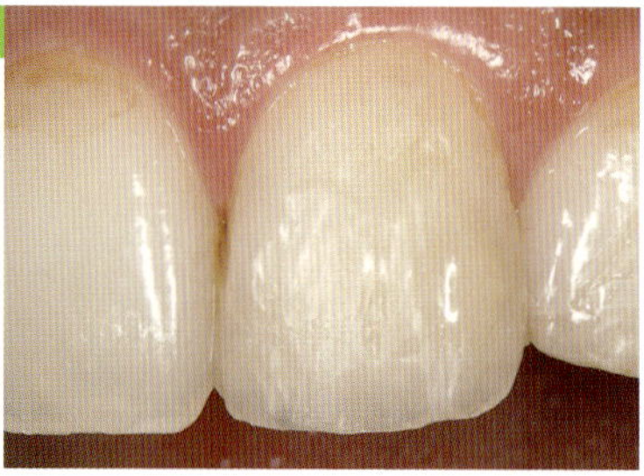

さらにコンポジットレジンにより最終的な色合わせをします。

9

治療後2年6ヶ月経過

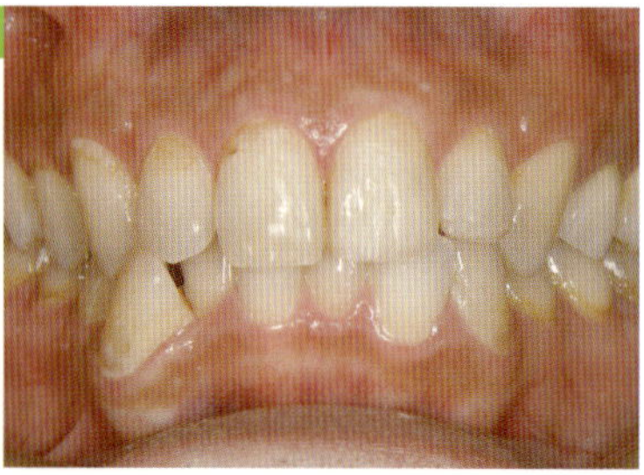

メインテナンス来院時に修復した歯だけでなく歯肉の状態やブラッシングの仕方をチェックします。

10

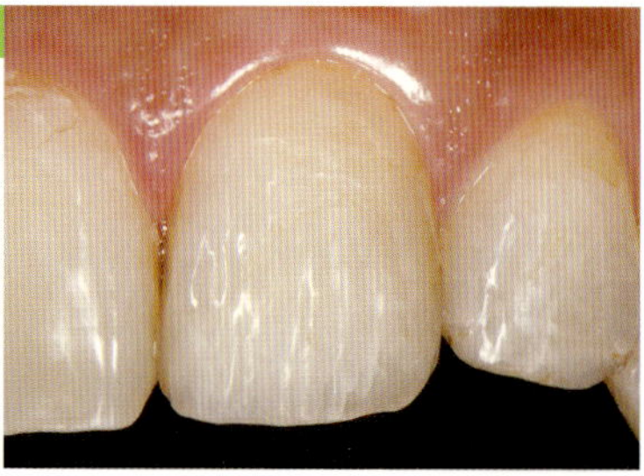

メインテナンスによりコンポジットレジン修復した歯を長持ちさせることができます。

3

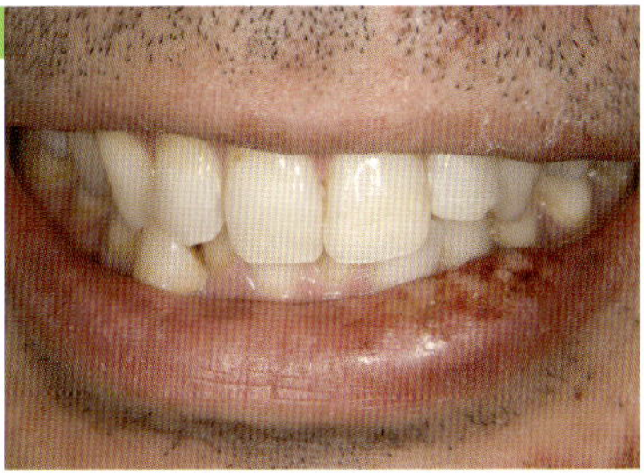

一度の来院で歯の形態を回復できたため、患者さんの笑顔を取り戻せました。

4

治療2日目

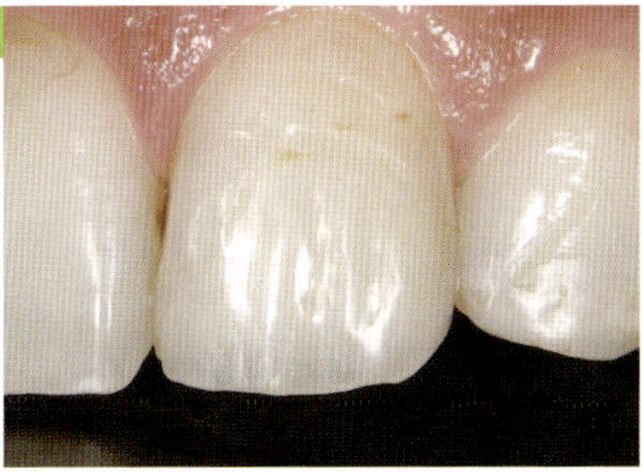

診査の結果、神経が生きていることを確認できたので、前回のコンポジットレジンの一部を除去し、様々な色のコンポジットレジンを築盛します。

7

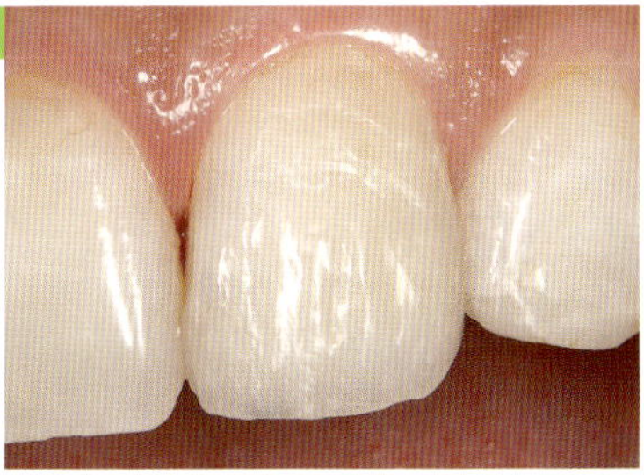

数種類の道具と材料を使用し、最終研磨をして治療終了となります。

8

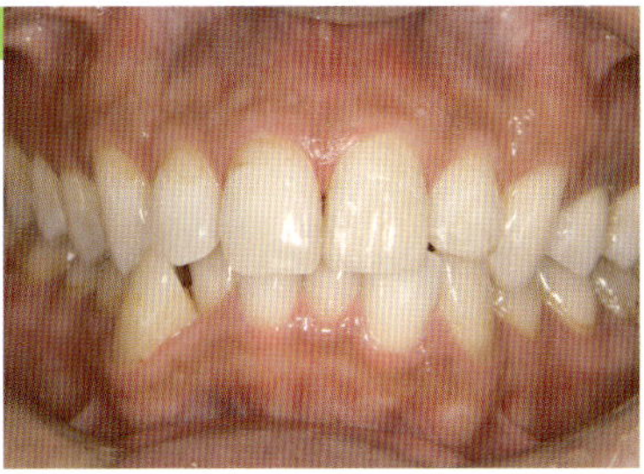

コンポジットレジン修復を長持ちさせるためにも歯周治療を行い、健康な歯肉と歯を維持します。

DR.SUZAKI MEMO

外傷で欠けてしまった歯と神経を維持するためには、経過を観察しながらの治療が必要になります。さらに審美的にコンポジットレジンで修復する場合には様々な技術とステップが必要になるだけでなく、それを取り巻く口腔内環境を良好にすることが治療成功の鍵となります。

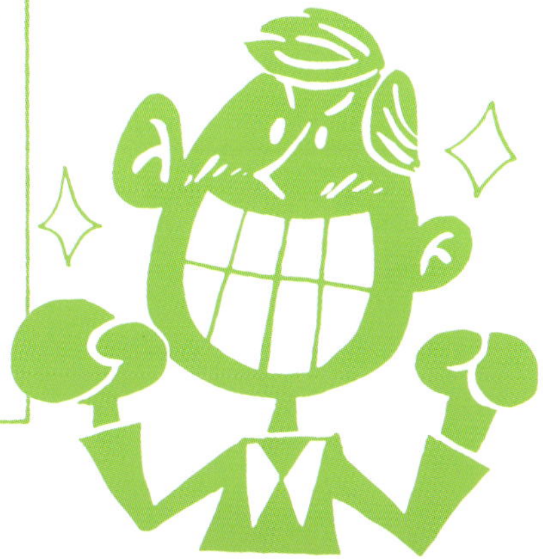

SMILE! 02

歯を削る量が少ない コンポジットレジン修復で 気になる金属色を解決

一般的な治療の概要と流れ

金属色が気になる場合や金属アレルギーがある場合、金属を除去し、コンポジットレジンやセラミックスなどで置き換えることができます。小さな修復はコンポジットレジンによる即日修復が可能ですが、かみ合わせの関係やその修復の大きさによっては型採りをして、後日に装着するメタルフリーインレー修復が適応される場合もあります。

メリット

コンポジットレジン修復は歯質の切削を最小限にとどめることが可能です。さらに金属の置き換えの際は、むし歯を伴わないので局所麻酔を必要とせず即日修復が可能です。

デメリット

コンポジットレジン修復は水分を嫌うので術中は、ずっと口を開けておく必要があります。また、修復の大きさにより適応症に限界があります。

術前

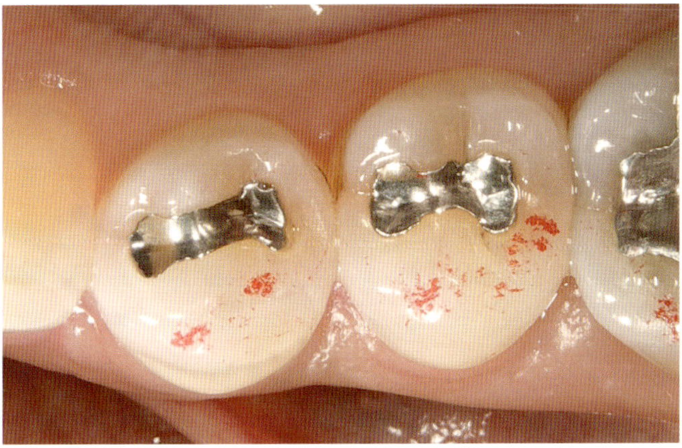

笑うと見える金属が気になるとのことでした。

術後

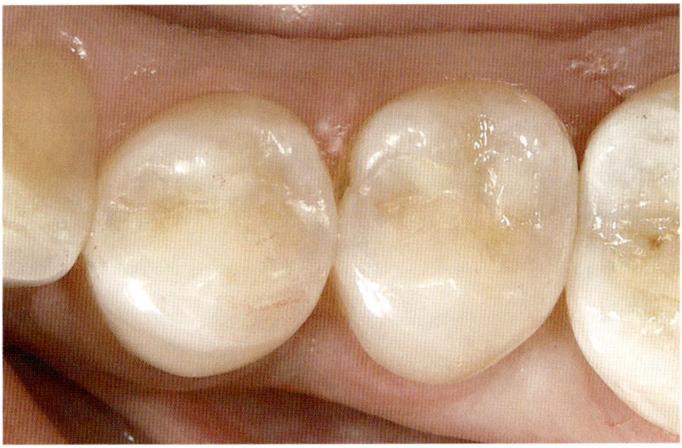

歯をほとんど削ることなく、コンポジットレジン修復をしました。

SMILE♥STORY

この患者さんは笑った時にみえる下の歯の金属色が気になっていました。しかし、健康な歯を削ることに抵抗があり、なかなか治療の決心がつかないでいました。そんな中、コンポジットレジン修復を知り、できるだけ歯質を削らないで白い歯にかえることができ、笑顔を取り戻すことができました。

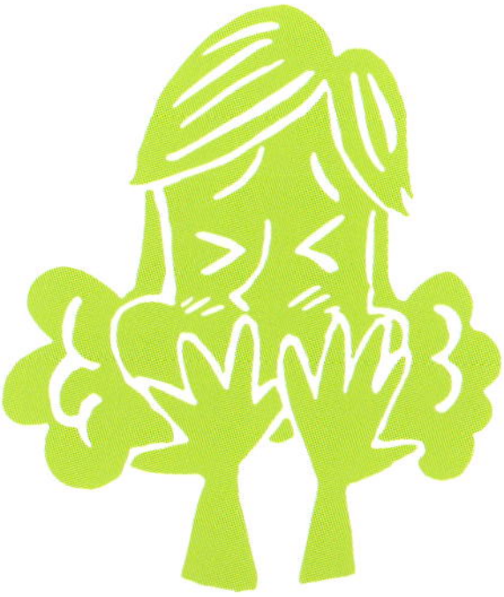

1 治療1日目

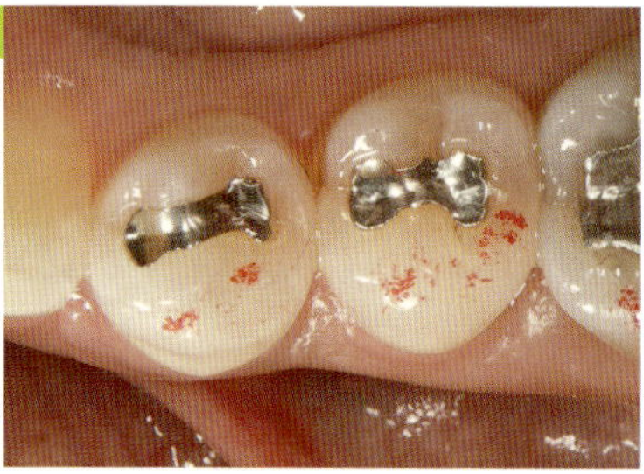

咬合紙でかみ合わせの診査をします。

2

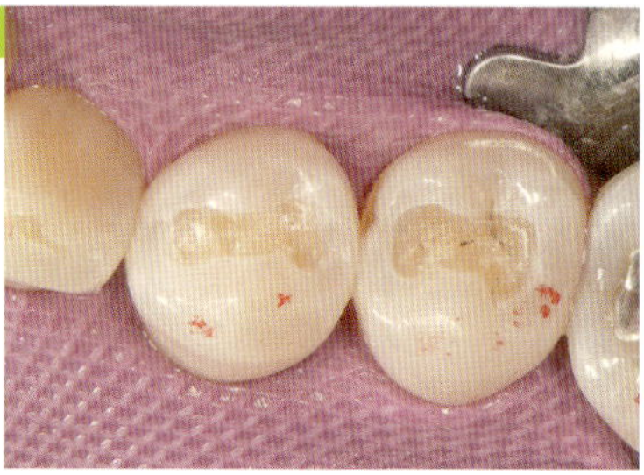

金属を慎重に取り除き、歯質を一層だけ削ります。修復時に唾液が入らないように薄いゴムのシートでカバー（ラバーダム防湿）をします。

5

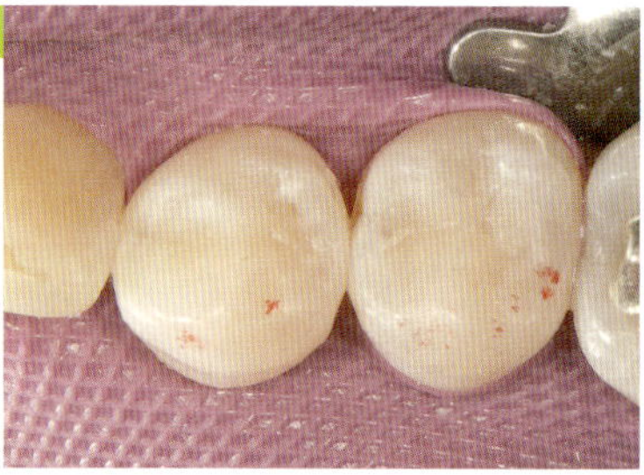

様々な色のコンポジットレジンを少しずつ詰めていき、光照射により硬化させていきます。最終的に歯の形態を回復します。

6

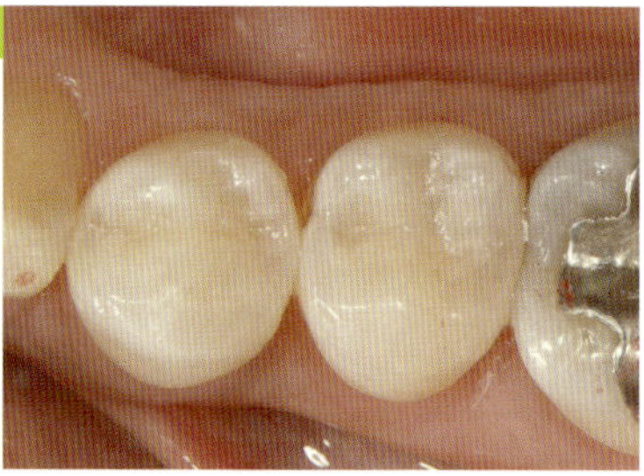

ラバーダムを除去し、かみ合わせを調整した後、研磨します。

9 治療後5ヶ月経過

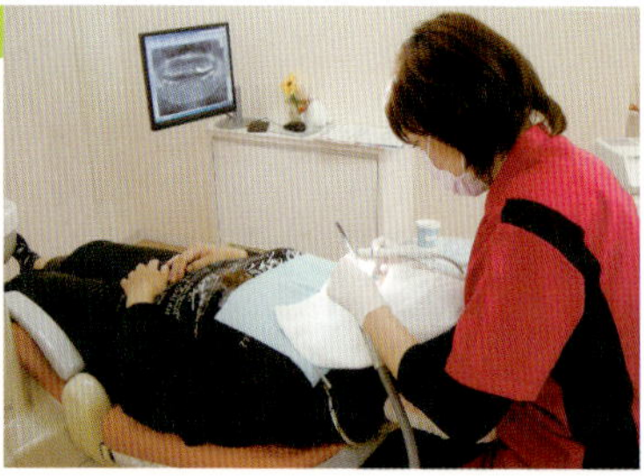

メインテナンス来院時に修復した歯だけでなく歯肉の状態やブラッシングの仕方をチェックします。

10 治療後8ヶ月経過

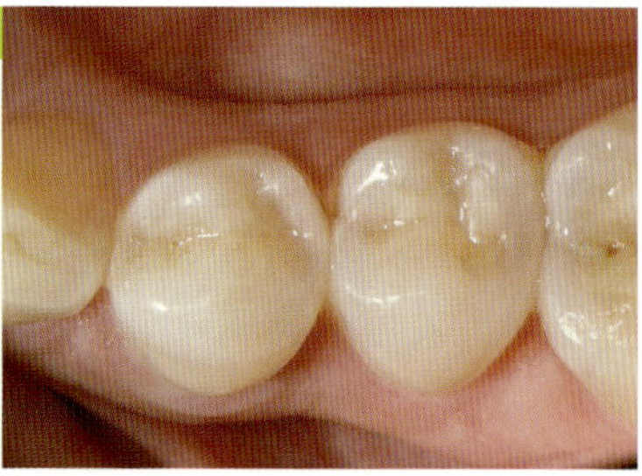

メインテナンス時に必要な場合はコンポジットレジンを再研磨することもあります。

3

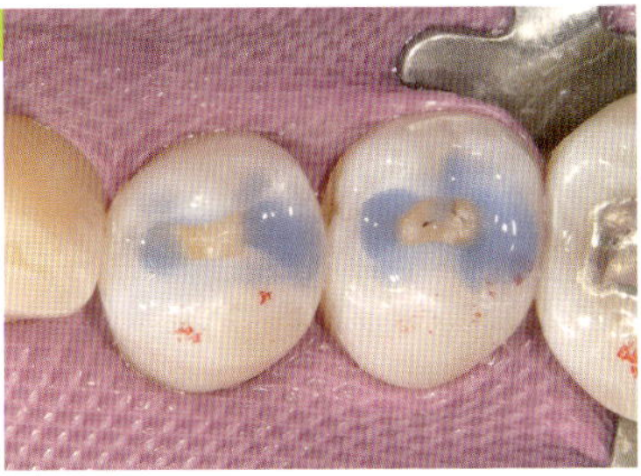

エナメル質にエッチングという酸処理をします。

4

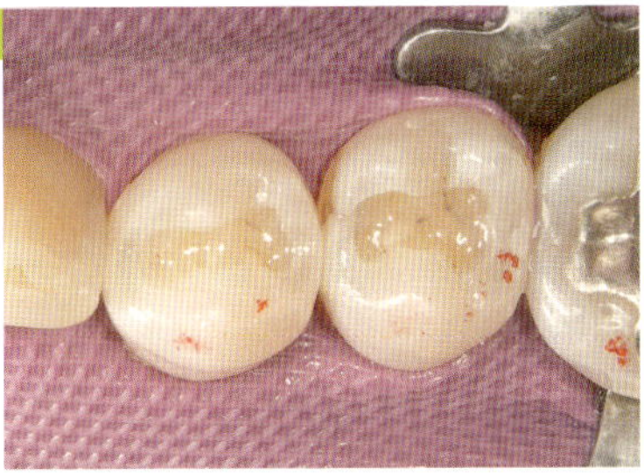

エナメル質と象牙質にボンディング処理をして、コンポジットレジンが確実に接着する準備をします。

7

治療2日目

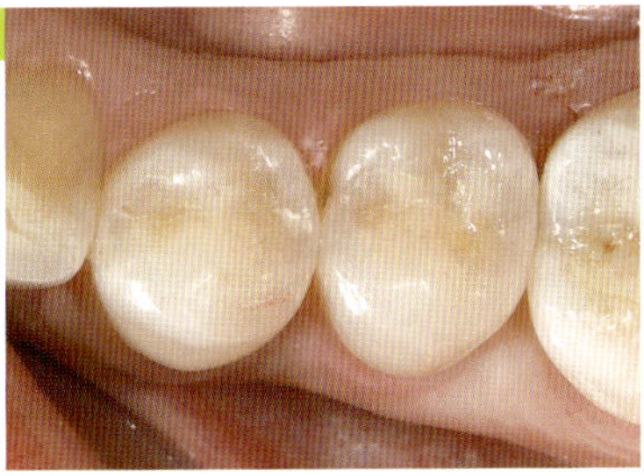

痛みなどの症状がないか確認後、かみ合わせの最終調整と最終仕上げ研磨をします（隣の歯もコンポジットレジン修復しました）。

8

治療後3ヶ月経過

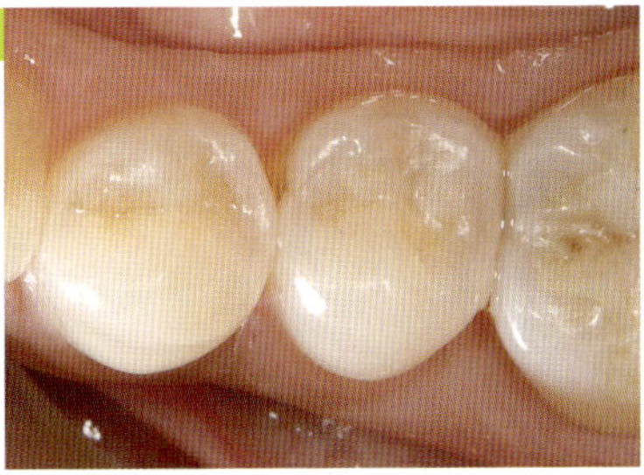

定期的なメインテナンス時にかみ合わせのチェックをします。

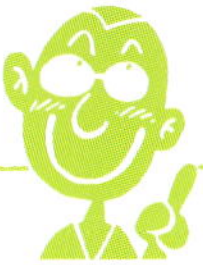

DR.SUZAKI MEMO

コンポジットレジン修復は近年大きな進歩を遂げており、歯質への接着力が高くなっています。そのため歯質の切削を最小限にとどめることができるようになりました。自費治療専用のコンポジットレジンの場合は、よりキレイに修復するため多くの色調を使用しますので、修復のステップが非常に多くなります。そのため、治療時間が長くかかるのです。

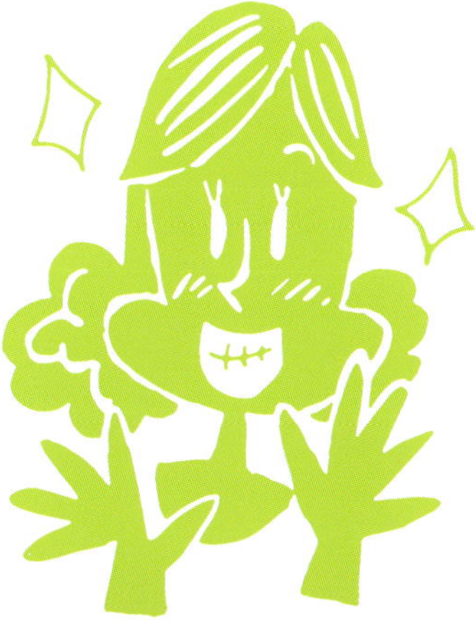

SMILE! 03

手足がキレイになった！（コンポジットレジン／ハイブリッドレジンインレー）

一般的な治療の概要と流れ

主な金属アレルギーは、アクセサリーなどの金属が汗でごくわずかに溶け出し、成分が細胞中のタンパクと結合することによって起こるとされています。口腔内の金属の場合もアレルギー源の金属成分が口腔内に溶出することにより発症します。この場合、金属をコンポジットレジンやハイブリッドセラミックスまたはセラミックスにて置き換えることが必要になります。

メリット

コンポジットレジンによる修復は1回の来院で、修復することができます。またセラミックスやコンポジトレジンとセラミックスの中間のハイブリッドセラミックスによる修復は、型採りを必要とするため2回以上の来院が必要となります。いずれにせよ修復物は歯の色調に近似しているため審美性に優れています。

デメリット

コンポジットレジン修復は保険治療が適応になる場合もありますが、ハイブリッドセラミックス修復やセラミックス修復は自費治療となります。また金属アレルギーの病因は様々な因子が絡んでいるので、口腔内の金属をすべて取り除いても症状が改善されない場合もあります。

術前

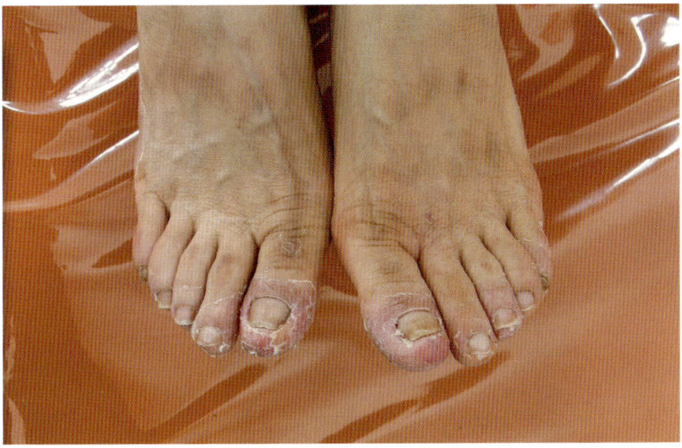

手と足に湿疹ができ、原因の1つとして金属アレルギーが疑われました。

術後

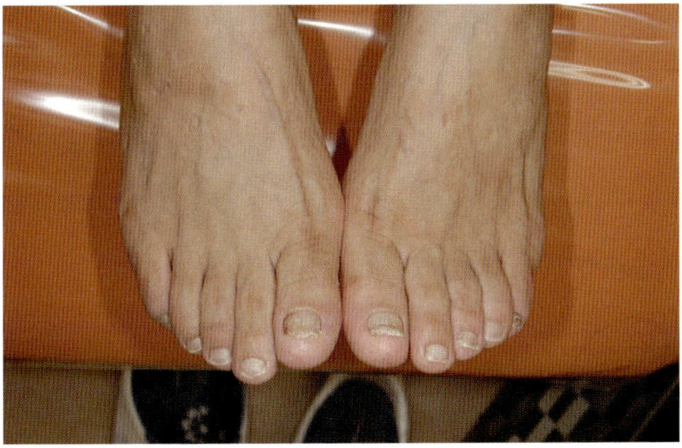

金属を除去し、コンポジットレジンとハイブリッドレジンインレーで再修復後、湿疹が消失しました。

SMILE STORY

この患者さんは突然、手と足に湿疹を発症し、悪化していくことに不安を感じ、皮膚科を受診しました。検査の結果、金属アレルギーによる掌蹠膿疱症（しょうせきのうほうしょう）と診断され、歯科と皮膚科の両方で治療を開始しました。口腔内の金属を除去したのち、症状は徐々に改善し、約1年後にはすっかり良くなりました。発症当初は患者さんは非常に落ち込んでいましたが、今ではその時のことを笑いながら話すまでに心も改善されました。

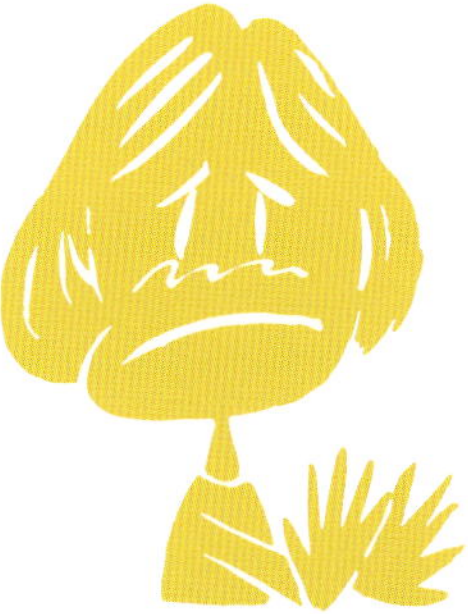

治療ステップ

1
治療1日目

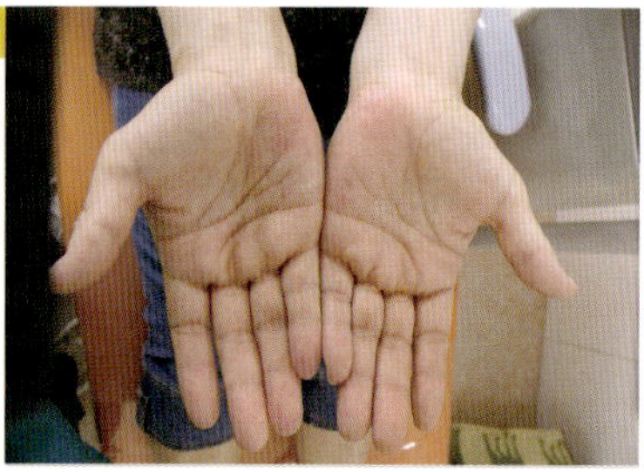

足だけでなく手にも湿疹が認められました。

2

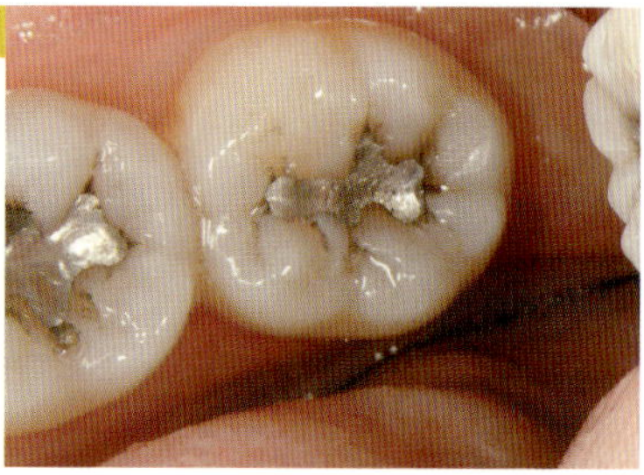

第2大臼歯にはアマルガムによる修復がされていました。

5
治療2日目

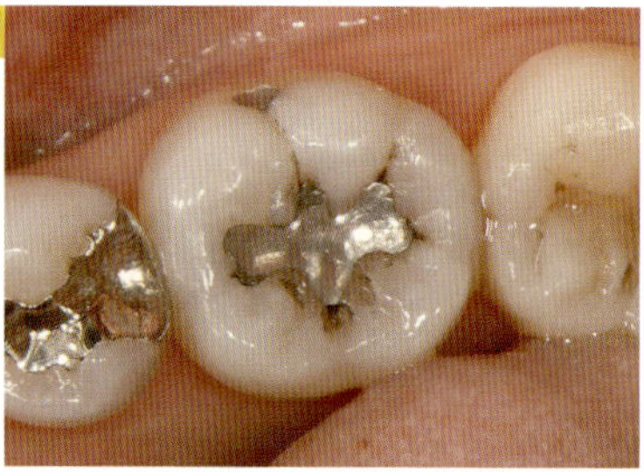

第1大臼歯もアマルガムによる修復がされていました。

6

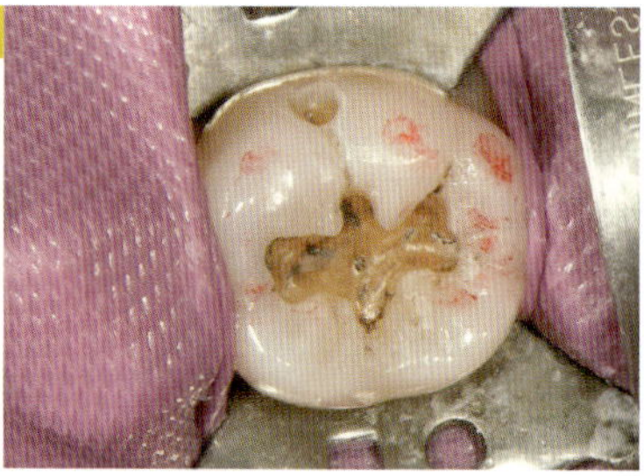

アマルガムを除去しました。患者さんはより審美性の高いコンポジットレジン修復を希望されました。

9
治療4日目

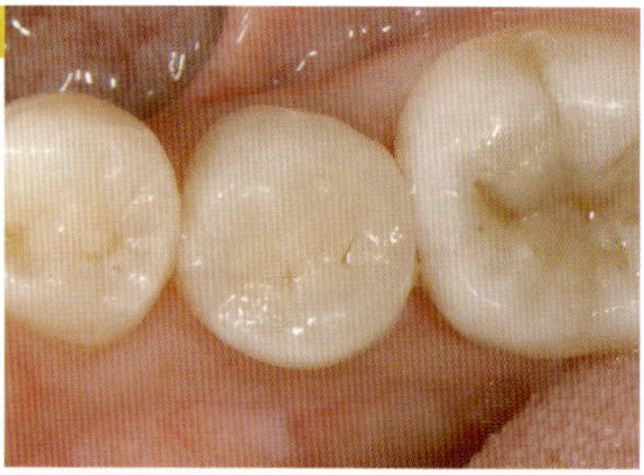

ハイブリッドレジンインレーをレジンセメントにて接着しました。

10
治療から約1年後

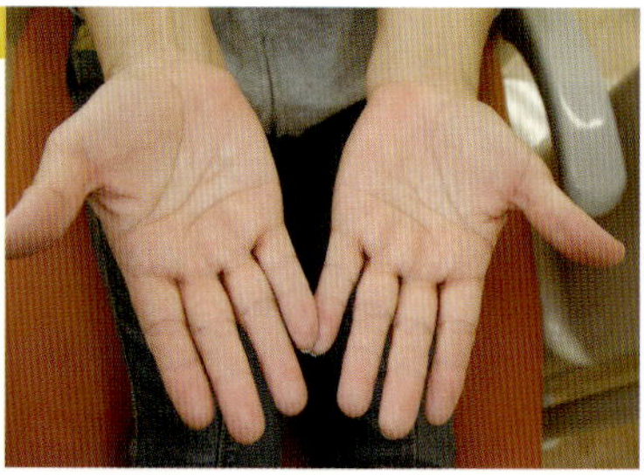

足や手の湿疹は完全に消失しました。現在は金属のアクセサリーは使用していません。

3

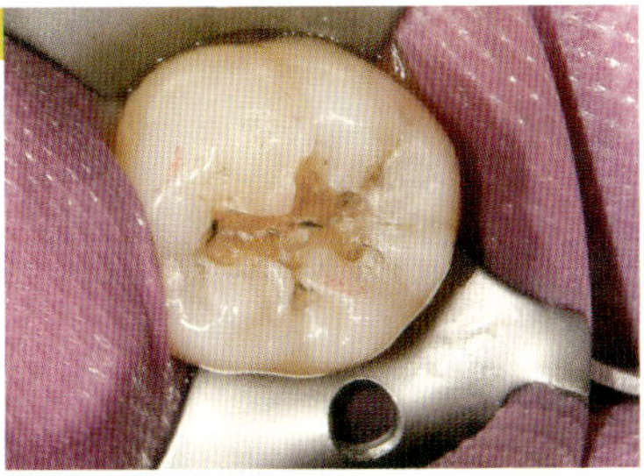

アマルガムを慎重に取り除きます。場合によっては確実に修復するためにゴムのカバー（ラバーダム防湿）をします。

4

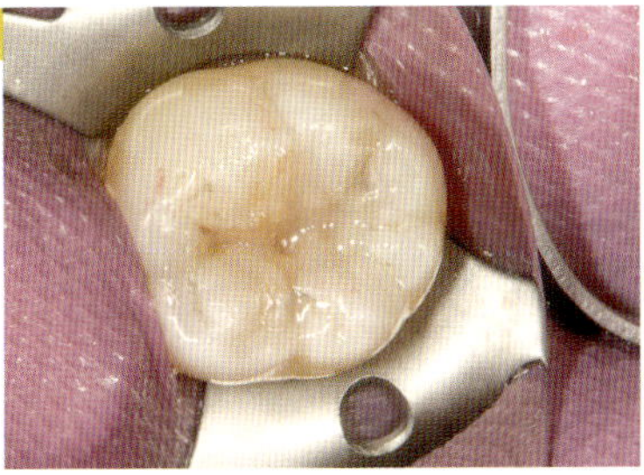

コンポジットレジン修復を行いました。

7

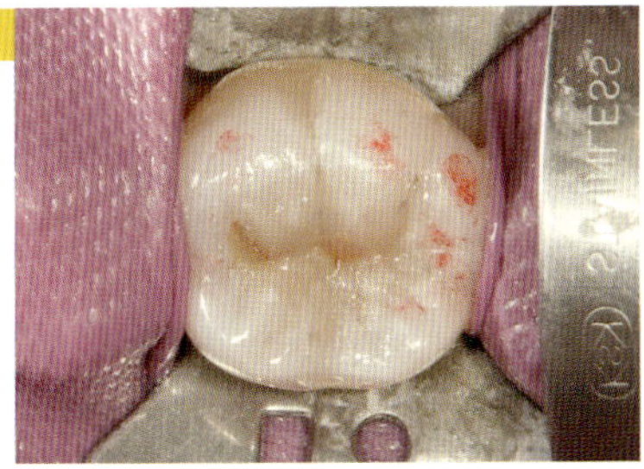

様々な色調のコンポジットレジンを何層にもわけて充填しました。

8

治療3日目

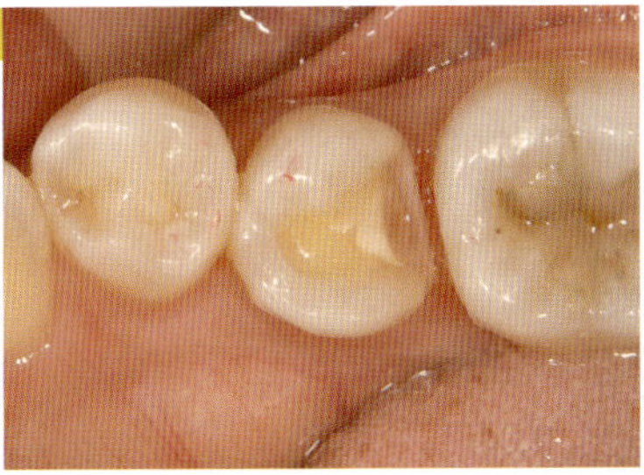

第2小臼歯のパラジウム銀合金を除去し、型採りをしました。

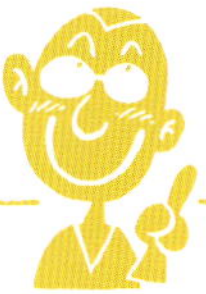

DR.SUZAKI MEMO

膿がたまった膿疱と呼ばれる皮疹が、手や足に数多くできる病気を掌蹠膿疱症と言います。原因は明らかにはされていませんが、喫煙や扁桃腺炎、金属アレルギーが原因となりうる場合があります。また口の中では虫歯や歯肉の炎症、歯髄炎、根尖病巣が原因となる場合もあります。

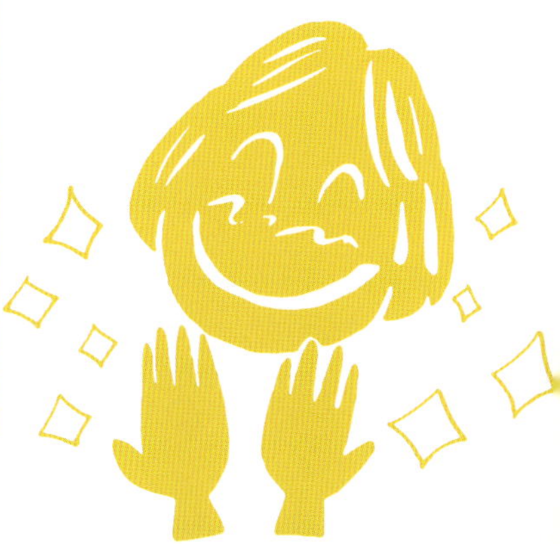

SMILE! 04

気になる歯肉の黒ずみは、歯科用レーザーで解決

一般的な治療の概要と流れ

歯肉の黒ずみはメラニン色素沈着症と呼びます。メラニン色素は歯肉上皮の基底細胞層にあるメラノサイトにて生合成されて沈着します。特に喫煙者の方に顕著に認められます。メラニン色素除去は非観血的な方法（薬剤によるもの）と観血的な方法（歯肉切除や回転切削器具による除去）があります。近年ではレーザーによる術式が主流になっています。

メリット

レーザーによるメラニン色素除去は術中や術後疼痛が少ないことが特徴で、無麻酔下あるいは表面麻酔のみで行うことができます。また術後の出血もほとんど認められません。

デメリット

単にレーザーといっても様々な種類がありその効果も様々です。またレーザーの照射方向や出力のコントロールが必要で術者の技術が重要になります。さらに数回にわたるレーザー照射が必要になります。

術前

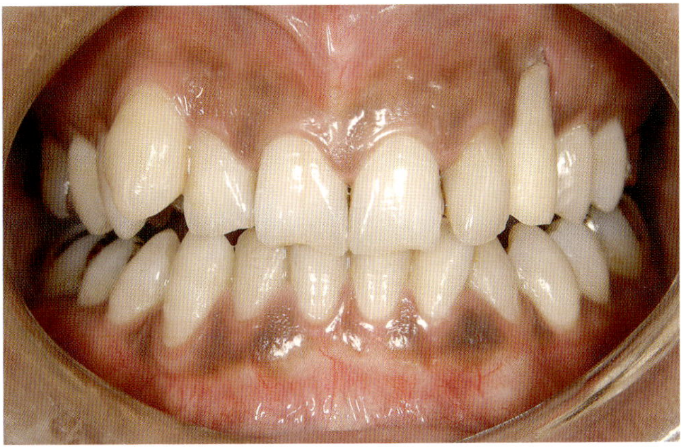

歯肉の黒ずみが気になり笑えないとのことで来院しました。

術後

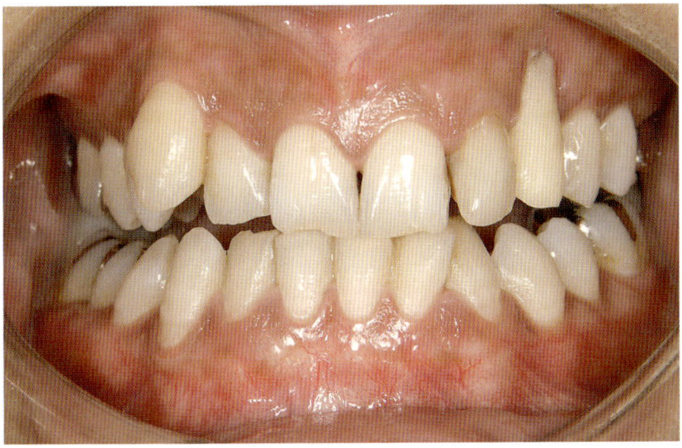

レーザーにより歯肉の色が改善されました。

SMILE ♥ STORY

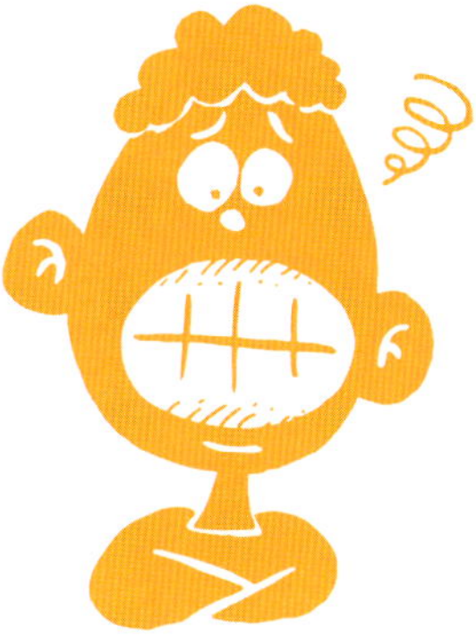

この患者さんは歯のホワイトニングに興味があり来院されました。その時、歯肉の黒ずみが気になることもわかりました。歯科医院で黒ずみを除去できることを知り大変喜んでくださいました。また後戻りを防止するために禁煙にも取り組んでいます。

1

治療1日目

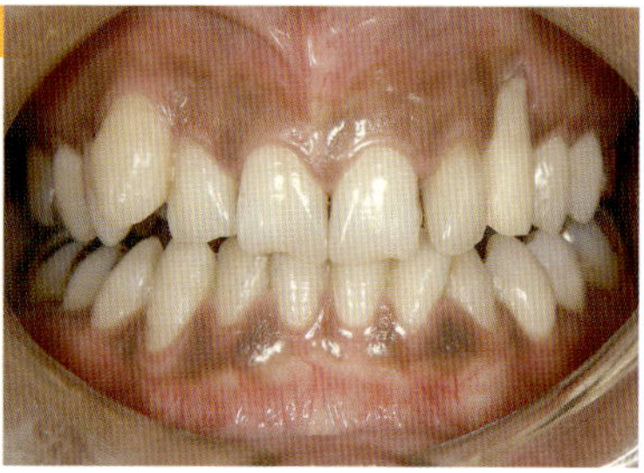

歯肉に炎症などの問題がないか診査します。ブラッシング指導や口腔内のクリーニングをします。

2

治療2日目

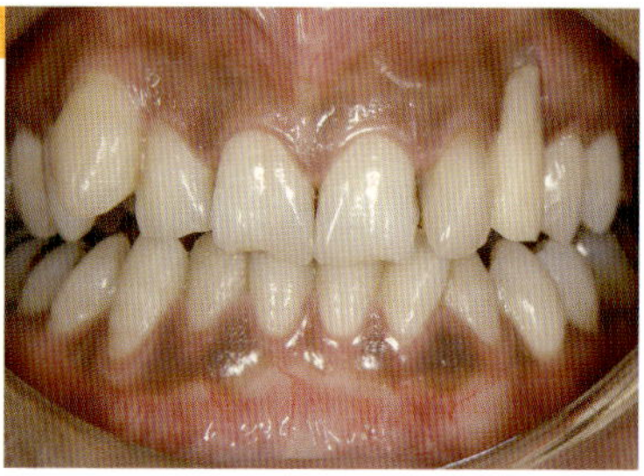

歯肉の黒ずみの場所を確認後、歯肉の表面に麻酔薬を数分塗布します。

5

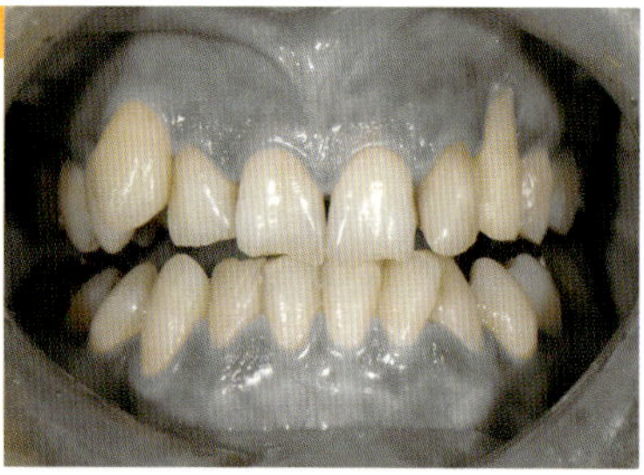

黒ずみを強調して認識するために、画像を加工してレーザーを照射する場所を確認します。

6

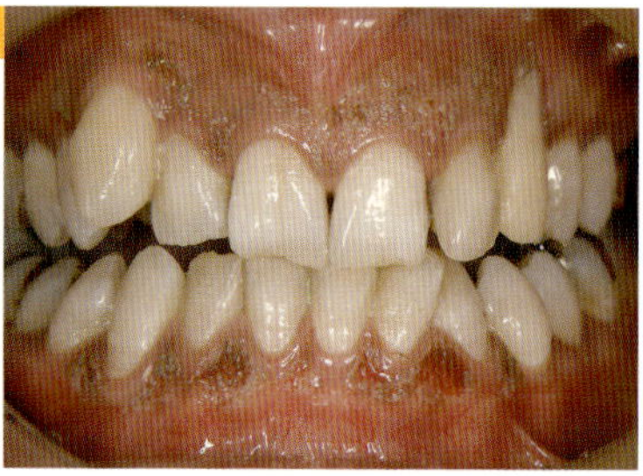

気になる黒ずみ部分にレーザーを照射しました。

9

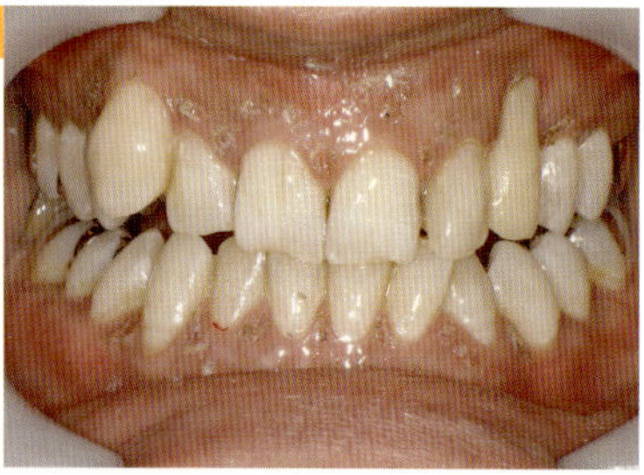

照射範囲も小さくなったため治療時間は短くなりました。

10

治療5日目

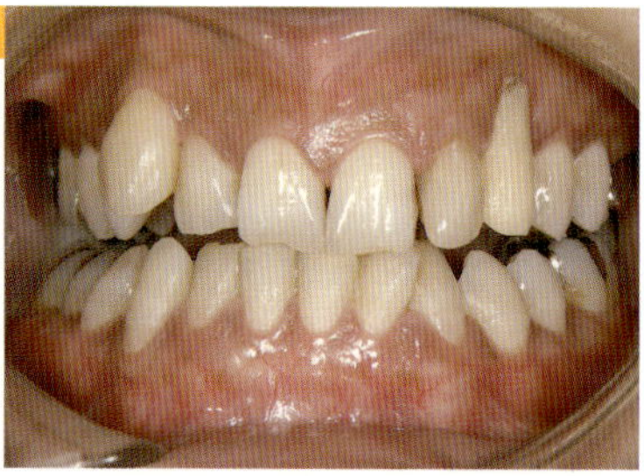

歯肉の黒ずみも気にならなくなり、歯肉の経過も良好なため治療を終了としました。

3

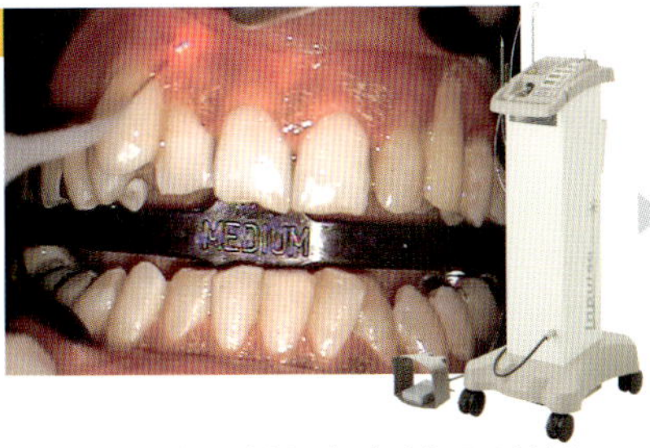

レーザーを照射します（今回はNd-YAGレーザーを使用）。痛みはほとんどありません。

4

治療3日目

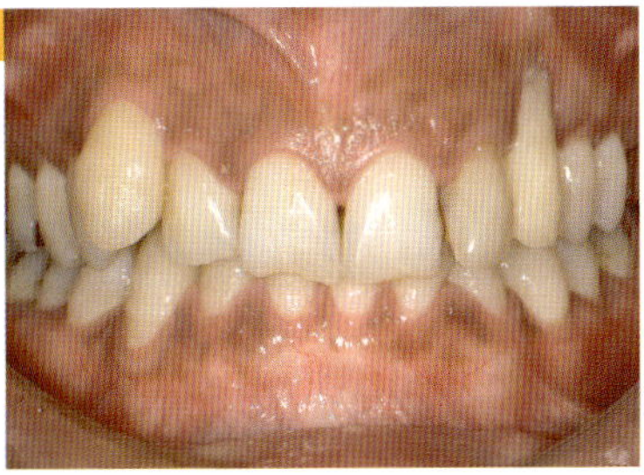

1週間後、歯肉の状態を確認します。術後経過は良好です。

7

治療4日目

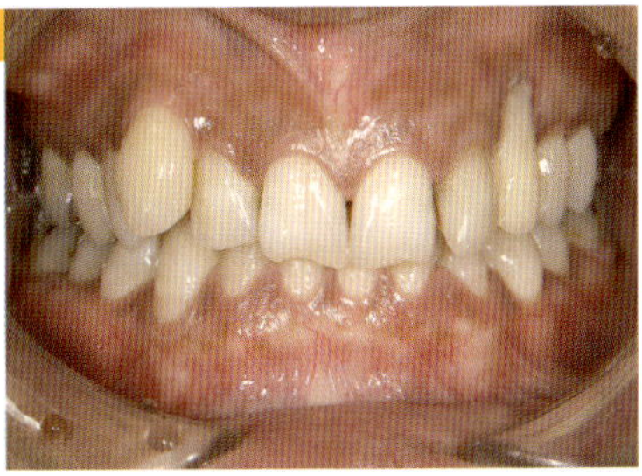

1週間後、歯肉の状態を確認します。歯肉の黒ずみはほとんど気にならなくなりました。

8

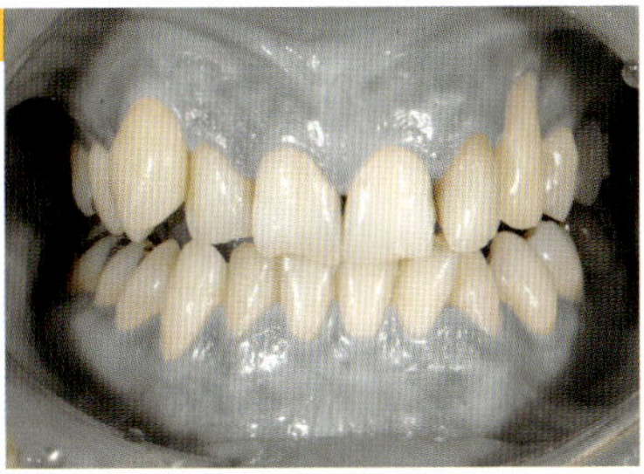

黒ずみを強調した画像を参考にレーザーを照射する部位を決定しました。

DR.SUZAKI MEMO

レーザーを用いてメラニン色素を除去する際、歯肉上皮の表層のみの侵襲に限局されます。そのため術後の痛みもほとんどありません。メラニン色素の完全な除去には数回のレーザー照射が必要です。

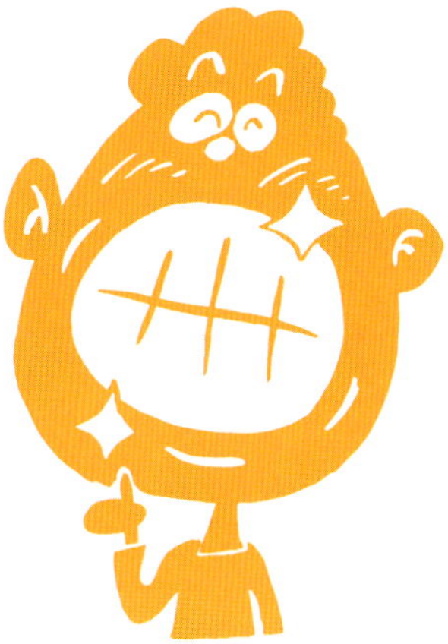

SMILE! 05

子供だって白い歯にあこがれる（オフィスホワイトニング）

一般的な治療の概要と流れ

ホワイトニングを効果的に行うため術前に歯肉の炎症を取り除くことが必要です。オフィスホワイトニングは歯面以外を専用の材料で保護した後、ホワイトニングジェルを歯面に塗布します。その後、専用の光を用いてホワイトニングジェルを活性化させます。ホワイトニング後、歯面研磨をして終了となります。

メリット

オフィスホワイトニングは高濃度の過酸化水素を使用するため、歯科医院での施術のみになります。少ない施術回数で白くなるのが特徴ですが、1回の施術時間は長くなります。

デメリット

ホワイトニングは定期的なメインテナンスを行うことで、ある程度白さを保つことができますが、歯の色が気になった場合は再度ホワイトニングをしなくてはなりません。

ホワイトニングは、基本的に歯根が完成してからが適応になるため事前にレントゲン診査が必要です。

術前

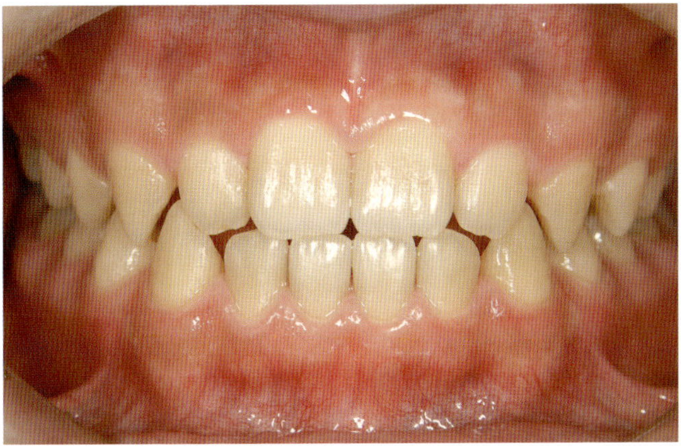

永久歯の歯根が完成するまで、定期検診をしながら待ちました。

術後

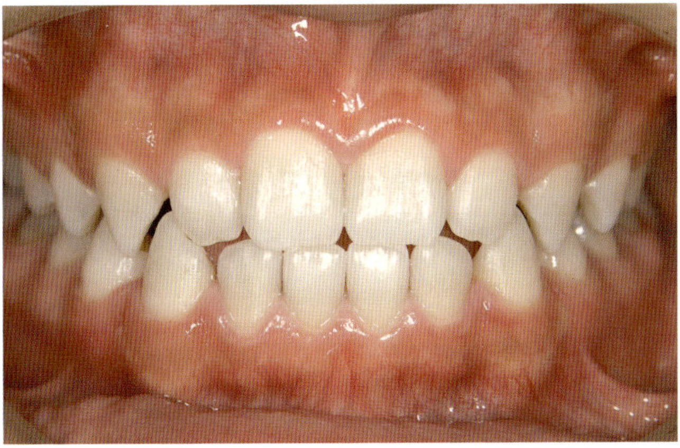

1回のオフィスホワイトニングで白い歯を手に入れました。

SMILE ♥ STORY

この患者さんは12歳の時に歯の色にコンプレックスを感じ、来院されました。永久歯の歯根の成長を待つ必要があったため、ホワイトニングを行うことができる15歳までは歯肉と歯の健康を維持するために定期的に来院していました。この3年間はむし歯にならないように前向きな気持ちで定期的に来院しました。ホワイトニング後は白い歯に自信をもち、さらに積極的な人生を送っています。

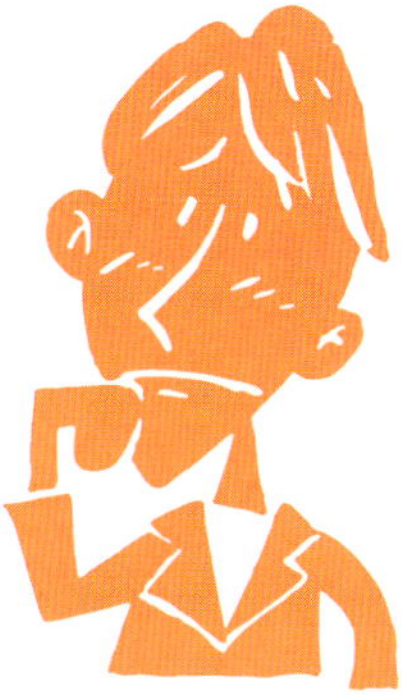

1 治療1日目

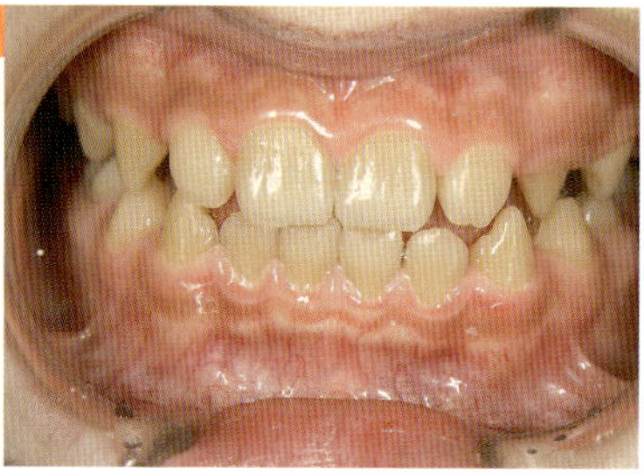

12歳の時に歯の変色が気になり来院しました。

2

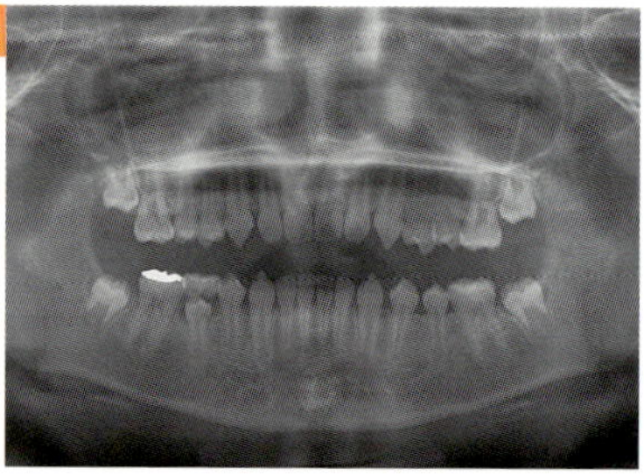

レントゲン診査の結果、ホワイトニングをすることができないことが分かり、その理由を本人に説明しました。

5 治療3日目（ホワイトニング開始時）

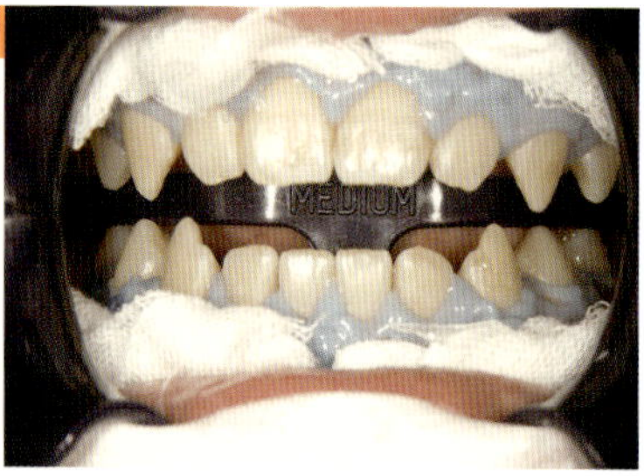

歯面清掃後、歯面以外の部位にホワイトニング剤が付着しないように術野を隔離します。

6

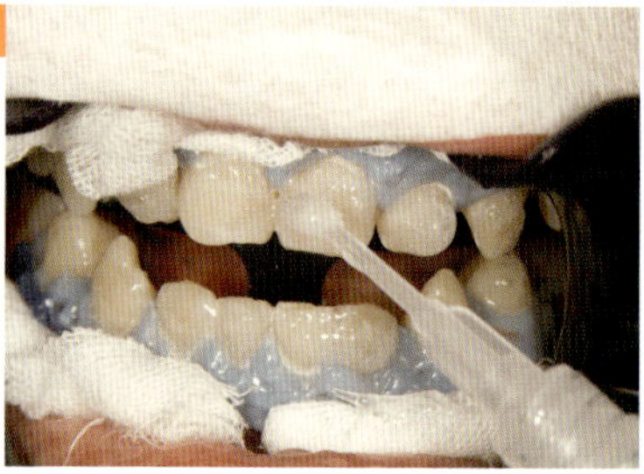

ホワイトニングジェルを塗布します。

9 治療4日目（1週間後）

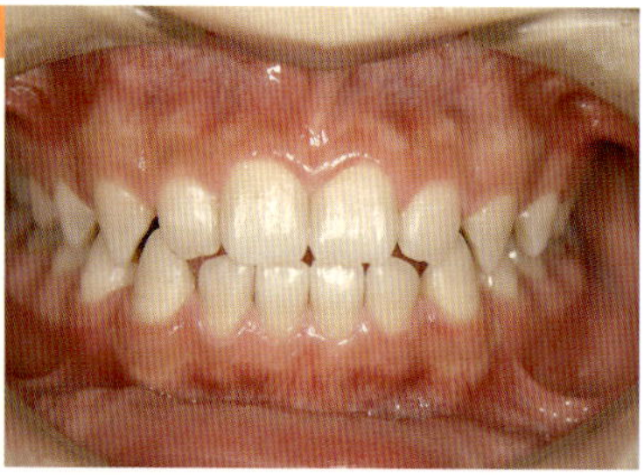

術後の経過は良好です。白くなった歯を保つため、定期的にクリーニングをします。

10 1年後

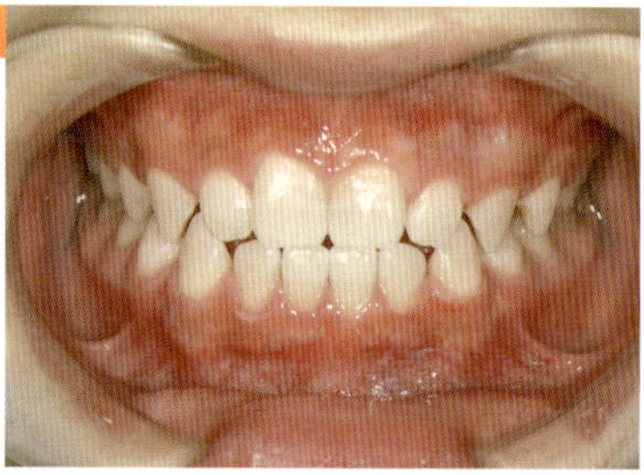

白さを維持するために一度、追加でホワイトニング（タッチアップ）を行いました。

3

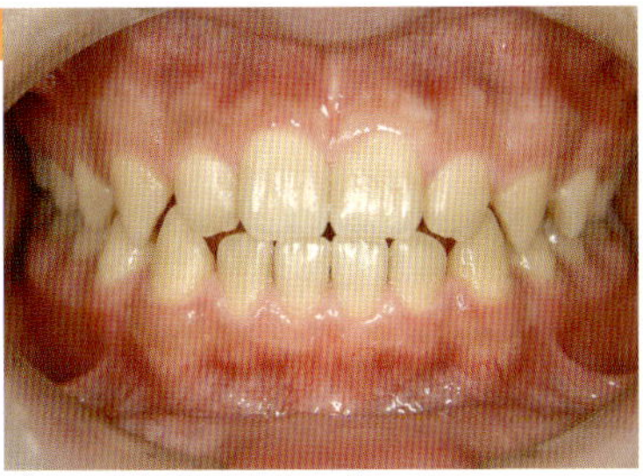

治療2日目（定期検診）

15歳の時にホワイトニングの診査を再度行いました。

4

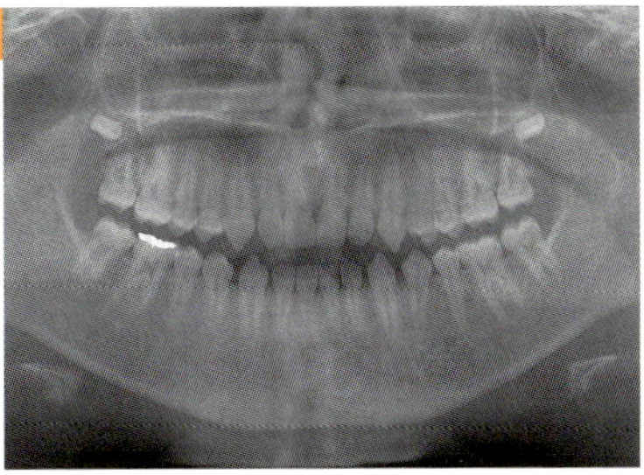

レントゲン診査の結果、永久歯の歯根が完成しているのが確認できたためホワイトニングを行うことになりました。

7

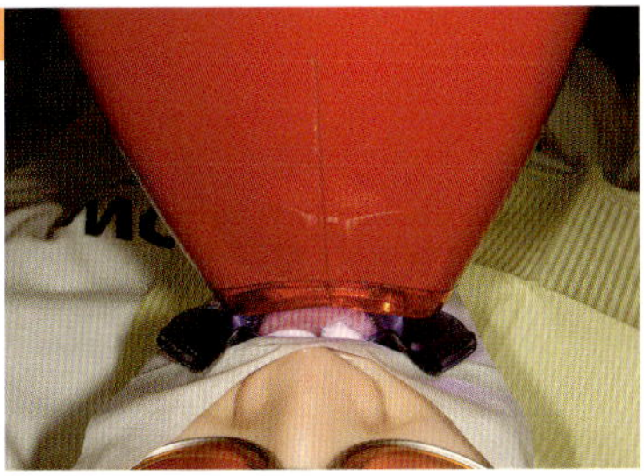

ホワイトニングジェル塗布後、専用の光を照射します（これを数回繰り返します）。

8

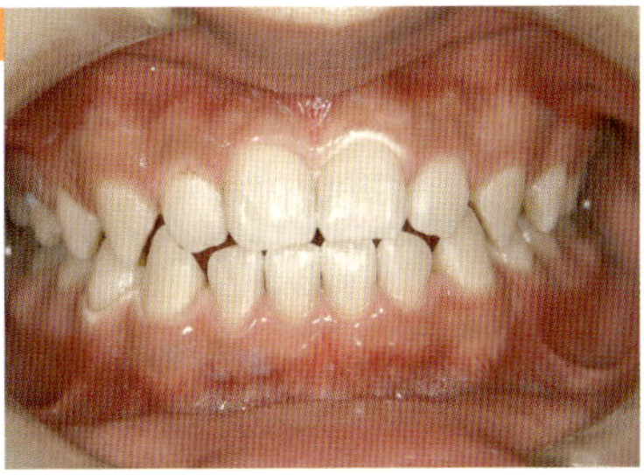

ホワイトニング後に歯面の清掃をして、ホワイトニングを終了します。

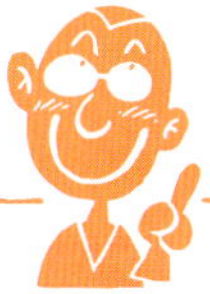

DR.SUZAKI MEMO

インターネットの普及により高画質の画像や動画を簡単に手に入れることができるようになりました。そのため、ホワイトニングを希望する患者さんが低年齢化しています。その様な背景の中で、正しい知識と情報を子供達に伝えることが重要です。

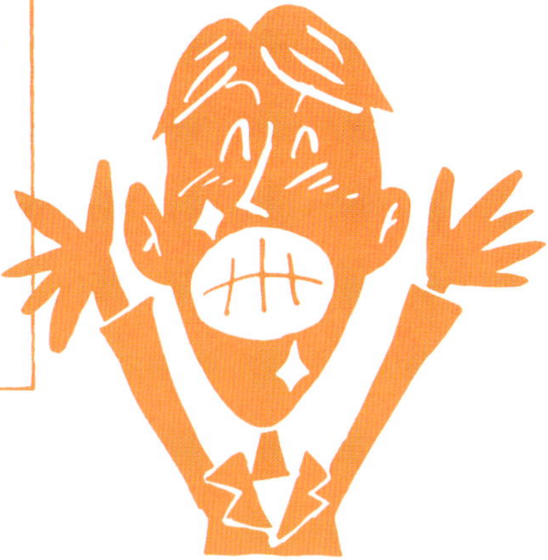

SMILE! 06

前歯をぶつけて放置していたら変色してきた（ホームホワイトニング）

一般的な治療の概要と流れ

神経が死んでしまった歯や神経の治療をした歯は症状がなくても変色してくることがあります。その場合、歯根の治療をした後、マウストレーとジェルを用いて家で行う「ホームホワイトニング」や薬剤を歯の中に入れる「ウォーキングホワイトニング」などがあります。

メリット

ホームホワイトニングは過酸化尿素という、もともと歯肉炎の治療に使われていた安全性の高い薬剤を使用して、自宅で好きな時に1日2～6時間ホワイトニングを行います。1日では白くなりませんので、2週間程度の時間が必要です。
ホームホワイトニングは根気強く、ゆっくりと歯を白くする方法です。

デメリット

顎関節症の人や長時間マウストレーを装着できない人は適応しません。また、ホワイトニングに時間がかかります。歯の白さを維持するために、ときどきタッチアップとして1日ホームホワイトニングします。
また、ホワイトニング後は、最低2時間、できれば4時間ほど色の濃い飲食物を避けるのが理想です。

術前

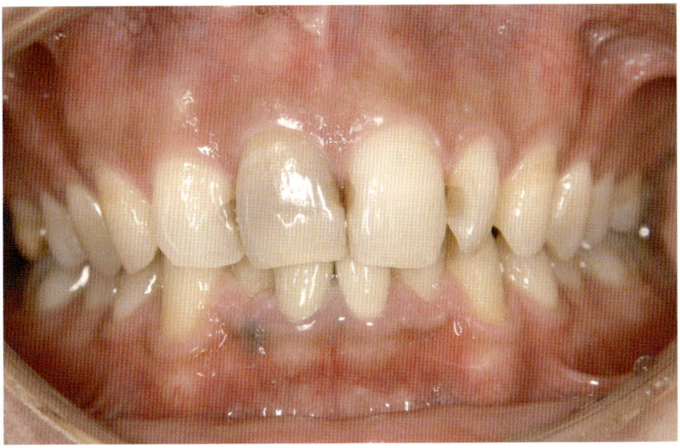

前歯をぶつけて数ヶ月間放置していたら歯の色が変色してきました。

術後

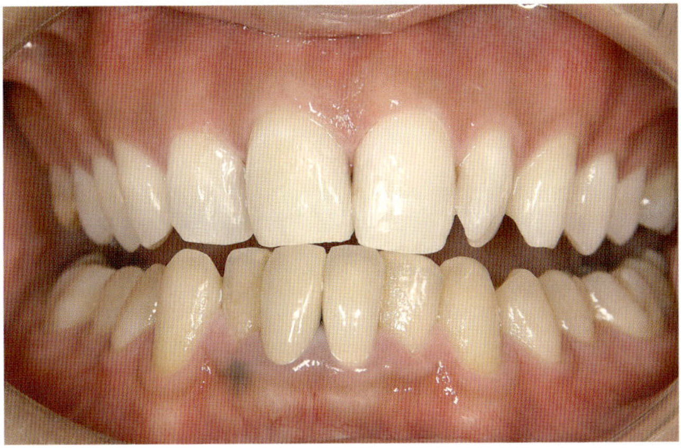

歯根の治療をした後にホワイトニングを行い、歯が白くなりました。

SMILE ♥ STORY

この患者さんは前歯をぶつけたまま、症状がなかったので放置していました。その結果、神経が死んでしまい、歯が変色しただけでなく、歯根の先に歯根嚢胞という袋ができました。根の治療をした後、手術により歯根嚢胞を除去しました。その後、ホームホワイトニングで歯を白くすることができました。

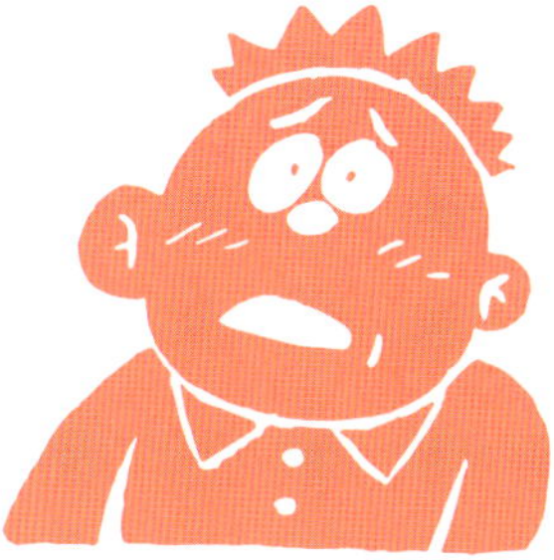

1

治療1日目

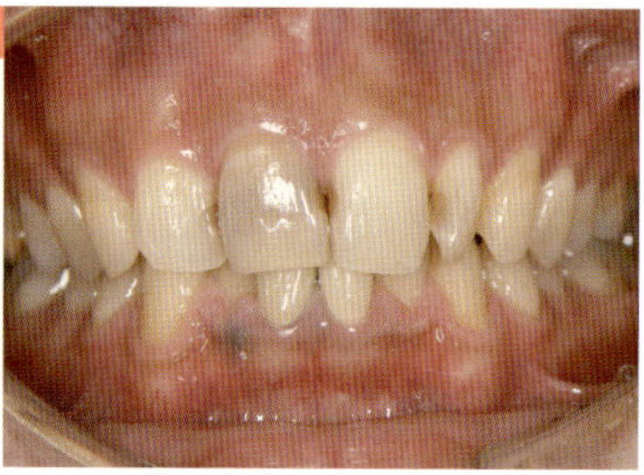

歯の変色があり、神経が死んでいることがわかりました（失活歯）。

2

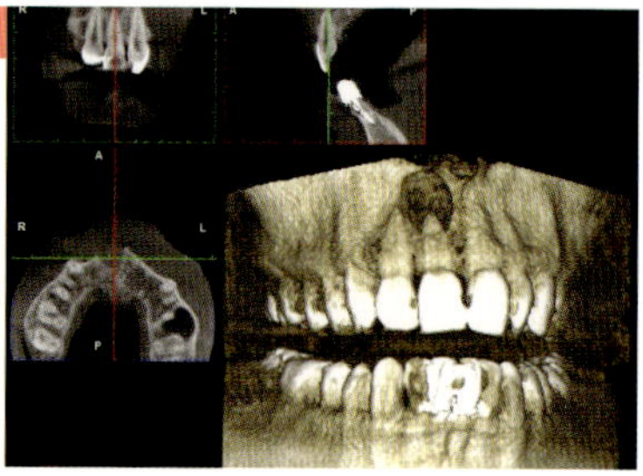

CT診査の結果、根の先に歯根嚢胞があることがわかりました。

5

治療3日目（ホワイトニング開始時）

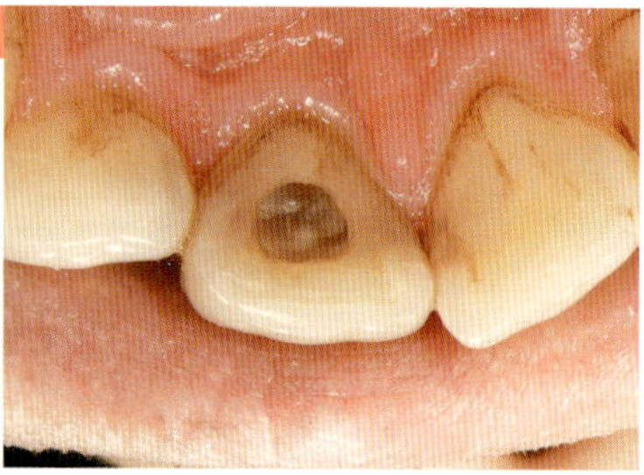

失活歯の裏側に穴を開けたままマウストレーを製作します。

6

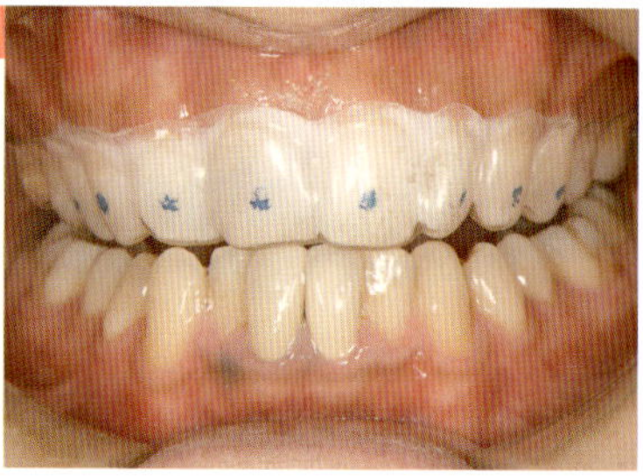

マウストレーにホワイトニングジェルを塗布しホワイトニングを開始します。

9

治療5日目

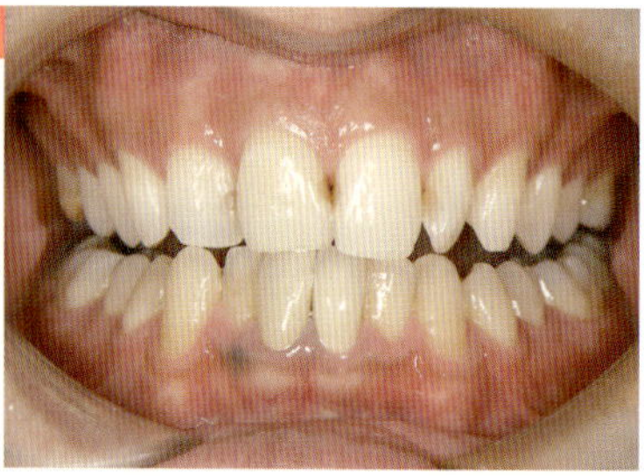

詰め物は白くならないので、白い歯に合わせ再修復します。

10

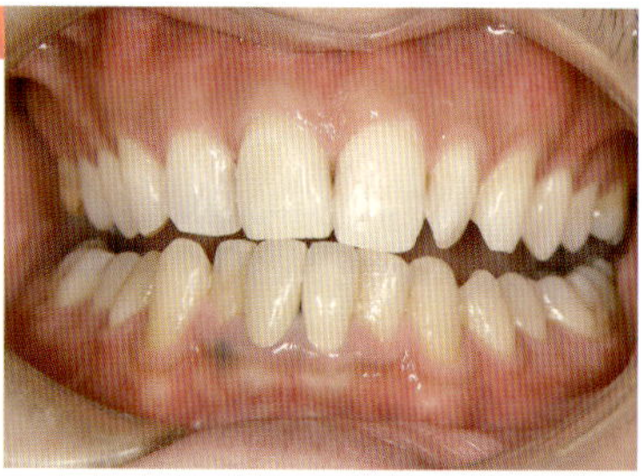

上顎のみですがほとんど歯を削ることなく、白い歯を手に入れました。

3 治療2日目（根管処置および歯根嚢胞除去後）

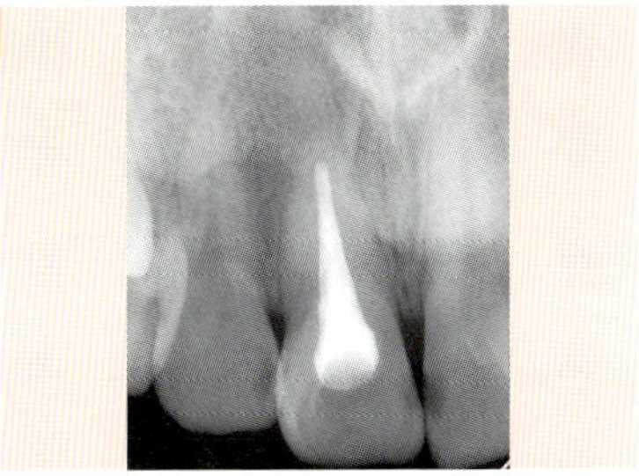

根管処置後、歯根嚢胞除去手術を行いました。

4

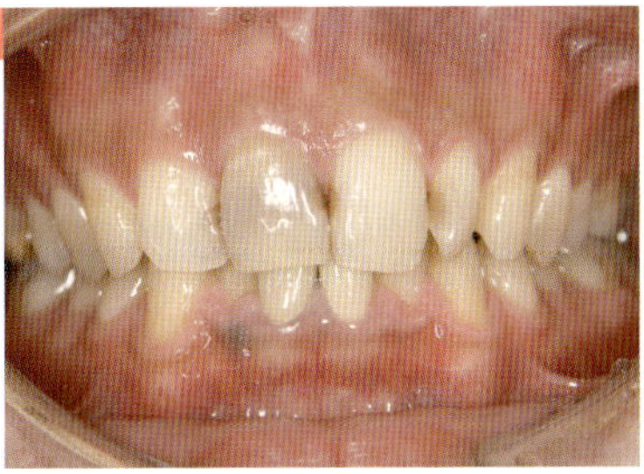

ホワイトニング診査の結果、患歯だけでなく上顎歯列全体のホワイトニングをすることになりました。

7 治療3日目（ホワイトニング1週間後）

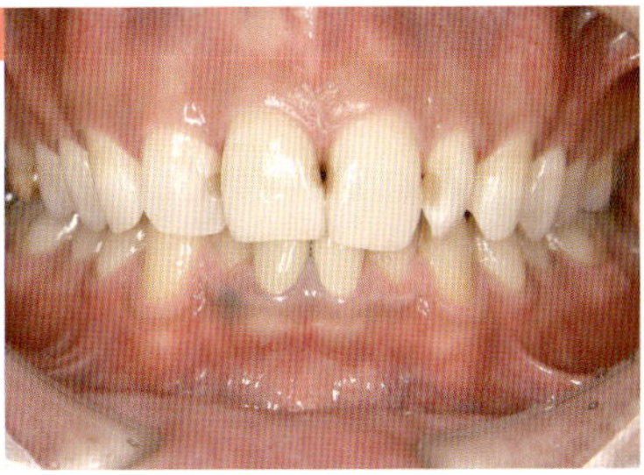

ホワイトニング開始1週間後、かなり歯が白くなりました。

8 治療4日目（ホワイトニング2週間後）

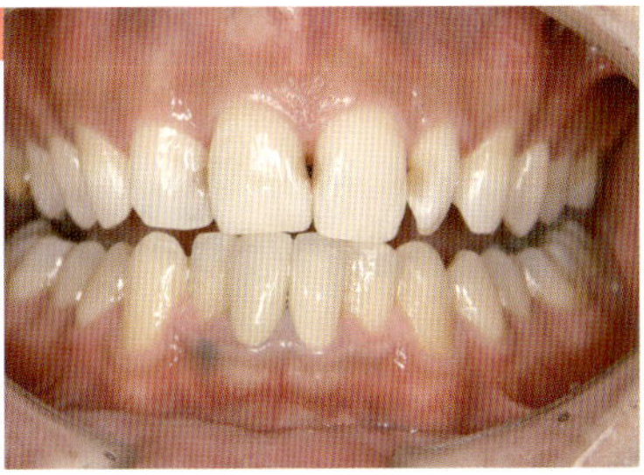

痛みなどの問題は認められず経過が良好なため、ホワイトニングを終了しました。

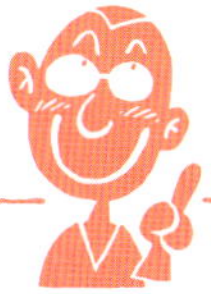

DR.SUZAKI MEMO

ホームホワイトニング剤はもともと歯肉炎の治療薬です。そのため安全性は高いのですが、歯肉に炎症があるままホワイトニングを行うと血液などのタンパクに反応してしまい、十分なホワイトニング効果が得られません。さらに歯肉退縮を起こしやすく知覚過敏が発症しやすくなります。

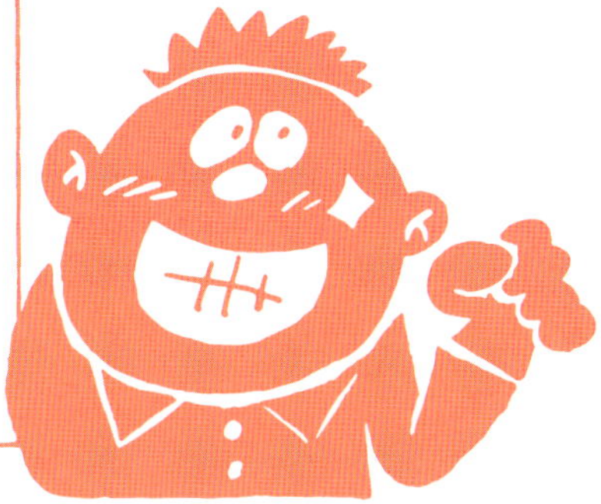

SMILE! 07

やっぱり前歯がキレイになればうれしい（オールセラミッククラウン）

一般的な治療の概要と流れ

歯周治療では歯肉の状態の検査の後、歯みがき指導（もっとも大切です）、歯石除去、場合によっては歯肉の手術をします。かぶせものは一度仮歯に置き換え、歯根の治療をします。そして歯肉、歯根、仮歯がすべて安定した後、最終的なかぶせものを製作します。

メリット

オールセラミッククラウンは金属を使わないかぶせものです。金属を用いないので、金属アレルギーの心配がなく、色調も自然です。

デメリット

1歯単位の治療は問題ないのですが、多数歯を連結したブリッジは症例により、適応できない場合があります。しかし、技術革新によりオールセラミックス修復の適応範囲は広がってきています。

郵便はがき

料金受取人払郵便

神田局
承認

840

差出有効期間
平成27年12月
19日まで

切手不要

101-8791

515

（受取人）
東京都千代田区神田錦町1-14-13
錦町デンタルビル

㈱デンタルダイヤモンド社
愛読者係 行

フリガナ お名前	年齢　　歳
ご住所	〒　　－ ☎　　－　　－
ご職業	1.歯科医師(開業・勤務)医院名(　　　　　　) 2.研究者　研究機関名(　　　　　　) 3.学生　在校名(　　　　　　)　4.歯科技工士 5.歯科衛生士　6.歯科企業(　　　　　　)

取得した個人情報は、弊社出版物の企画の参考と出版情報のご案内のみに利用させていただきます。

愛読者カード

〔書　名〕Making Smile キレイな口元で素敵な笑顔になるために

● 本書の発行を何でお知りになりましたか

1．広告（新聞・雑誌）　紙（誌）名（　　　　　　　　　　）2．DM
3．歯科商店の紹介　4．小社目録・パンフレット
5．小社ホームページ　6．その他（　　　　　　　　）

● ご購入先

1．歯科商店　2．書店・大学売店
3．その他（　　　　　　　　）

● ご購読の定期雑誌

1．デンタルダイヤモンド　2．歯界展望　3．日本歯科評論
4．ザ・クインテッセンス　5．その他（　　　　　　　　）

● 本書へのご意見、ご感想をお聞かせください

● 今後、どのような内容の出版を希望しますか
（執筆して欲しい著者名も記してください）

新刊情報のメールマガジン配信を希望の方は下記「□」にチェックの上、メールアドレスをご記入下さい。

□希望する　　□希望しない

E-mail:

ソ		業	

術前

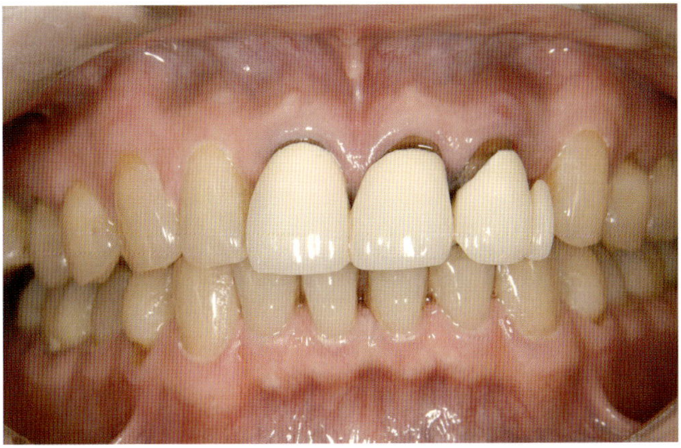

歯周病の治療を希望し来院されました。

術後

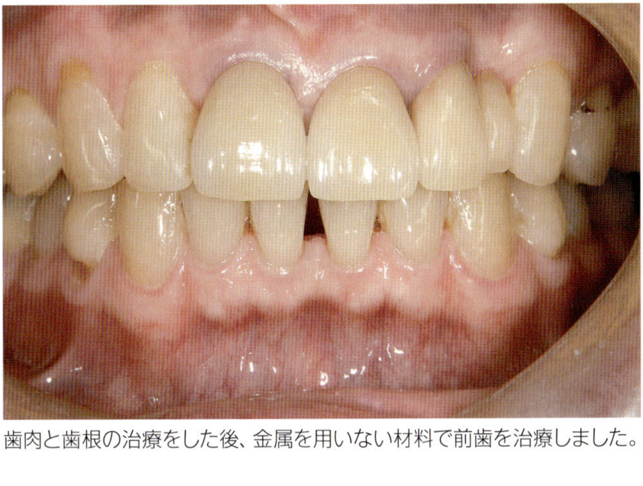

歯肉と歯根の治療をした後、金属を用いない材料で前歯を治療しました。

SMILE♥STORY

この患者さんは歯周治療のみを希望し、前歯の治療は希望していませんでした。しかし、治療中に歯肉から膿が出てきたため歯根の再治療が必要となり、かぶせものを除去しなくてはなりませんでした。そこで、せっかく前歯を治療するなら自然な色調が良いと、オールセラミックス修復を希望されました。治療後、患者さんは「65歳のおじさんでもやはり前歯がキレイになるとうれしいね」と照れくさそうに笑っていました。

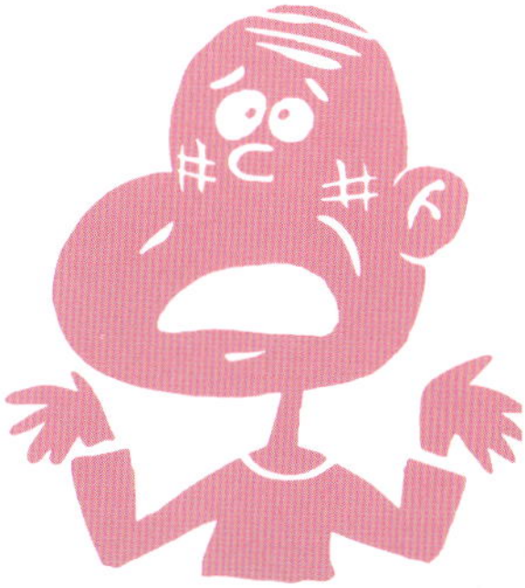

1 治療1日目

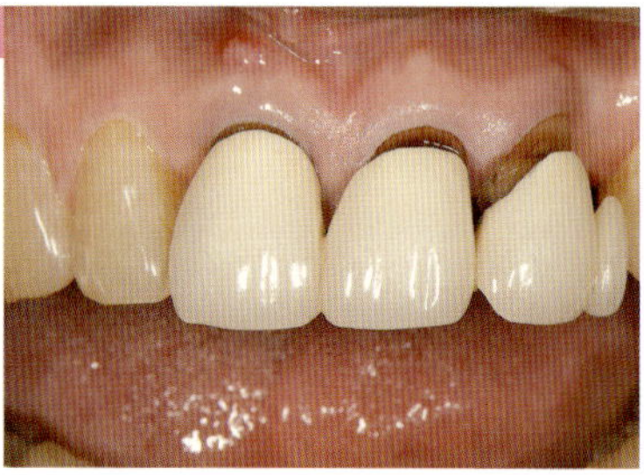

歯周治療中、歯根の感染に由来する膿が歯肉から出てきました。

2

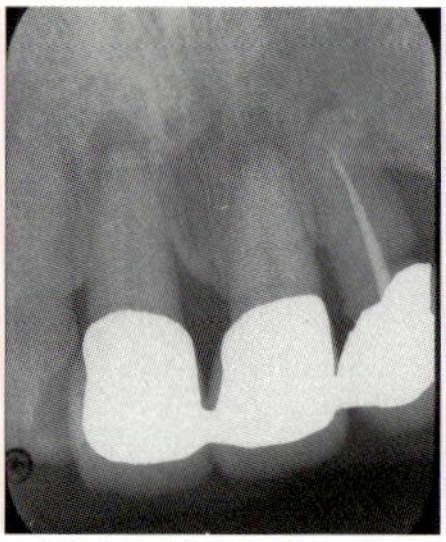

エックス線診査の結果、かぶせものを外して歯根の治療が必要になりました。

5 治療3日目

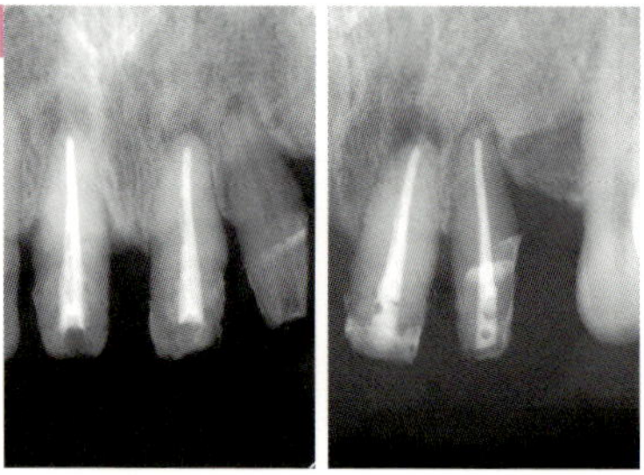

歯根の神経があったスペースを緊密に閉鎖します（根管充填）（左）。歯根の先の黒い影は、細菌が原因で歯槽骨（歯を支える骨）が失われた部分です。これが歯肉の膿の原因となります（右）。

6 治療4日目

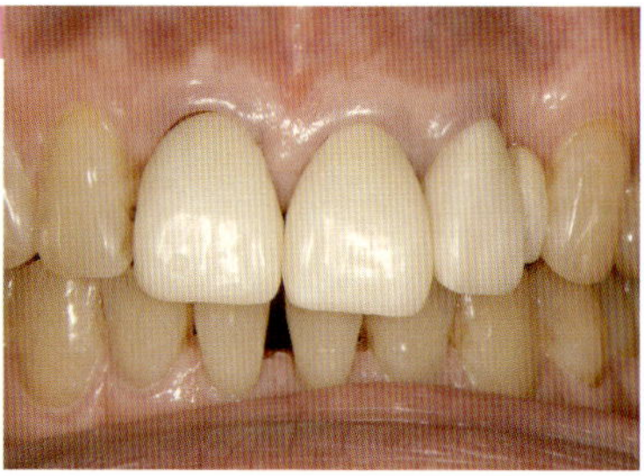

しばらく仮歯のまま様子をみて、歯肉、歯根、かみ合わせなどが安定していることを確認します。

9 治療6日目

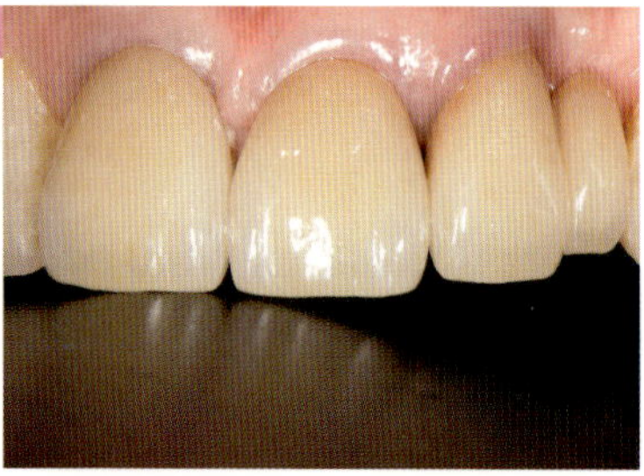

歯周組織に調和した、自然な色調のかぶせものが装着されました。

10

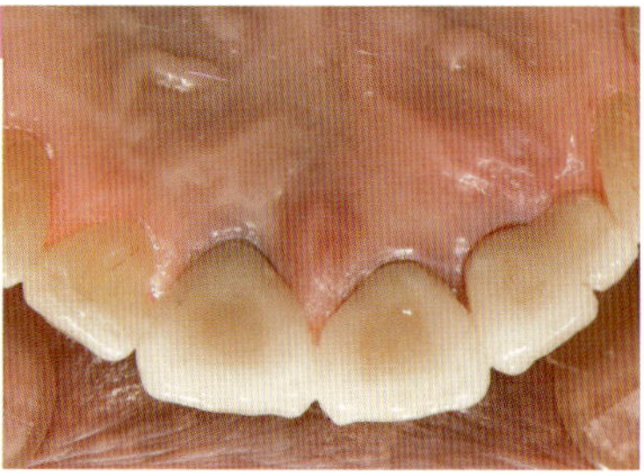

オールセラミックス修復は金属を用いないので、裏側も歯に近似した色調です。

3

治療2日目

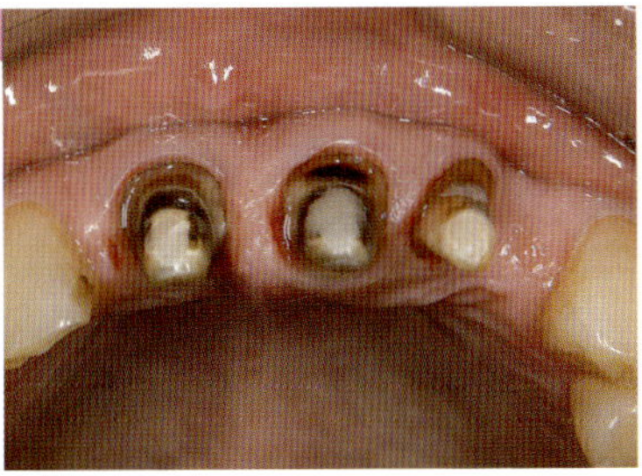

かぶせものを除去します。審美性確保のため、治療中は仮歯になります。

4

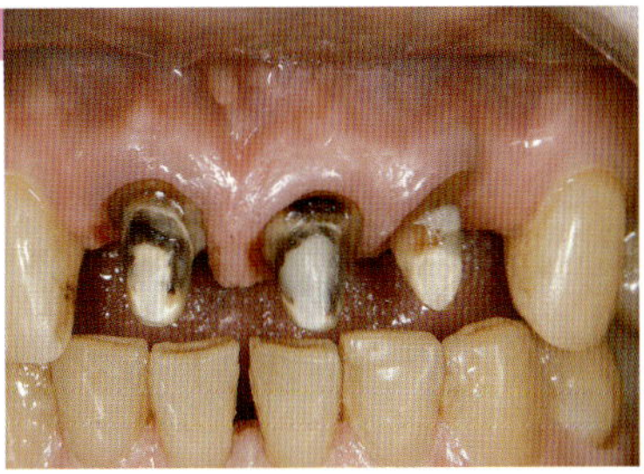

根の治療の結果、根の中の細菌が減少し、膿が消失しました。

7

治療5日目

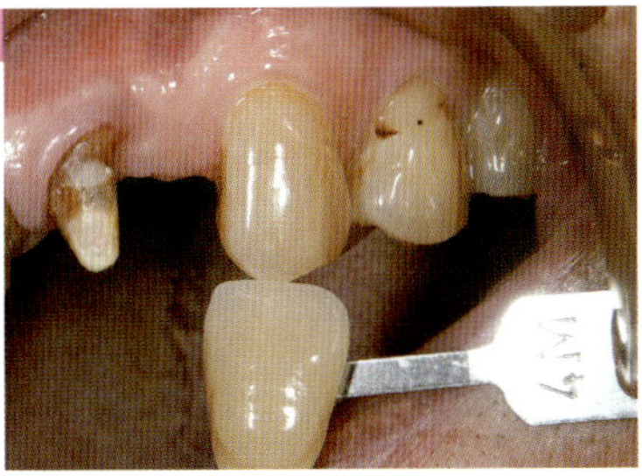

歯周組織の安定後、型採り（印象採得）をします。その際にシェードガイドを用いて歯の色調の確認をします。

8

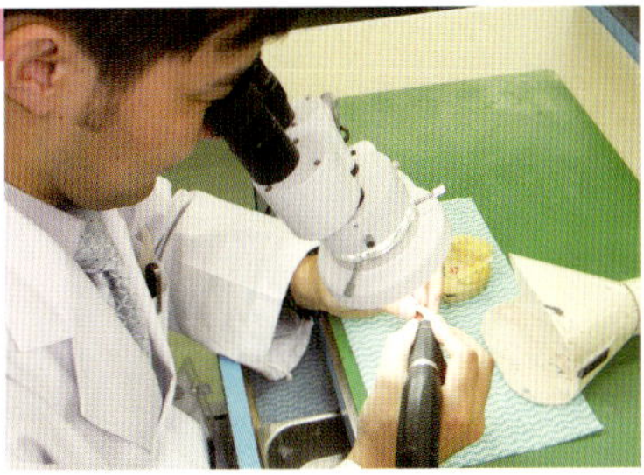

歯科技工士がセラミックスを丁寧に盛り上げ、かぶせものを製作します。

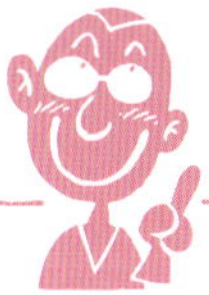

DR.SUZAKI MEMO

歯の治療は家と同じです。すなわちかぶせものが家とすれば、柱が歯根、地盤が歯肉と歯槽骨です。どんなに素晴らしい家を作っても、柱や地盤に問題があれば、長期の安定性は得られません。そのためには、歯科医師・歯科衛生士・歯科技工士と共にしっかりした治療をしようとする、患者さん自身の気持ちがもっとも重要です。

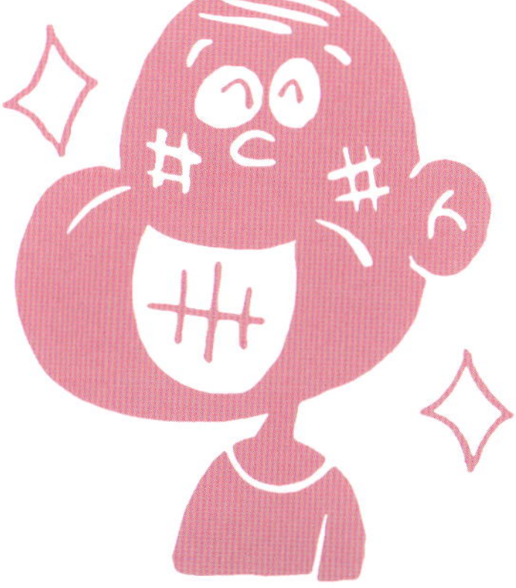

SMILE! 08

たった1本の歯でも笑顔のために、一緒にがんばる(オールセラミッククラウン)

一般的な治療の概要と流れ

歯を切削したのち、仮歯を装着します。その後、精密な型採りをし、石膏により模型を製作します。その模型をもとに歯科用CAD/CAMシステムによりフレームを製作します。さらにその上に様々な色調のセラミックスを盛り上げ、専用のファーネスで焼成します。最後に、接着技術を用いて口腔内に装着します。

メリット

オールセラミッククラウンのなかでもCAD/CAM技術は注目されています。すなわち、高い強度をもつブロックを機械によって削り出し、最後に色調を調整します。これによりかぶせものの強度が飛躍的に高くなりました。

デメリット

かぶせものすべての形をブロックから削り出すことで、最高の強度を発揮できます。しかしながら色調再現性に限界があるため、症例によっては部分的に削り出したフレームの上にセラミックスを盛り上げて焼成し、審美的な色調を再現します。

術前

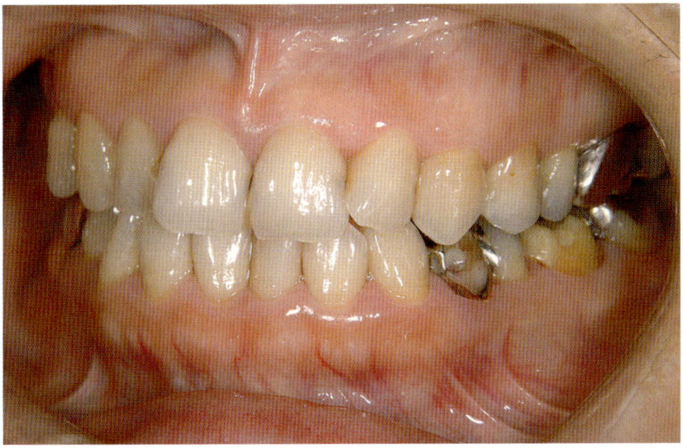

笑うと左下の小臼歯の色調が気になるということで来院されました。

術後

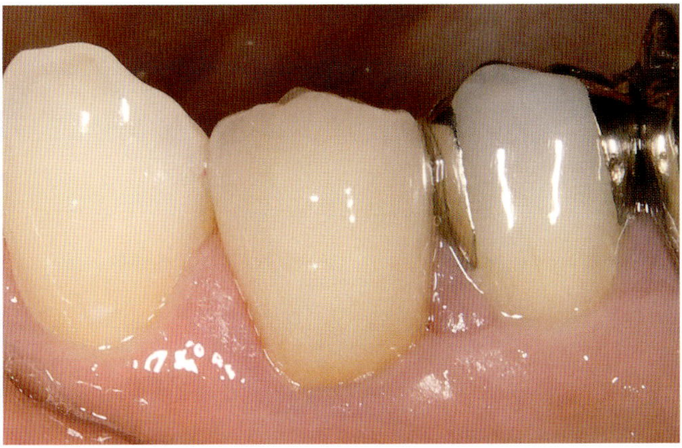

審美的なオールセラミックスクラウンにより素敵な笑顔を取り戻せました。

SMILE ♥ STORY

この患者さんは左下の小臼歯の治療を繰り返し受けていたのですが、その治療に納得できず、来院されました。今すぐにでも白い歯にしたいとのことでしたが、歯肉の炎症などのために治療期間が必要なことをお伝えし、ゆっくりと治療することに同意して頂きました。その結果、笑っても人目が気にならないような審美性を獲得することができました。

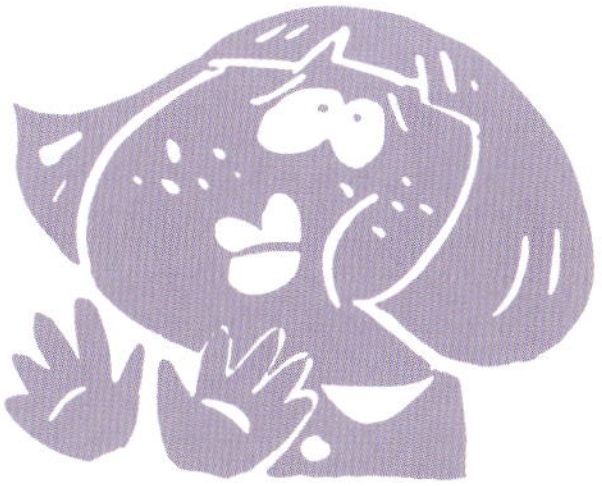

1 治療1日目

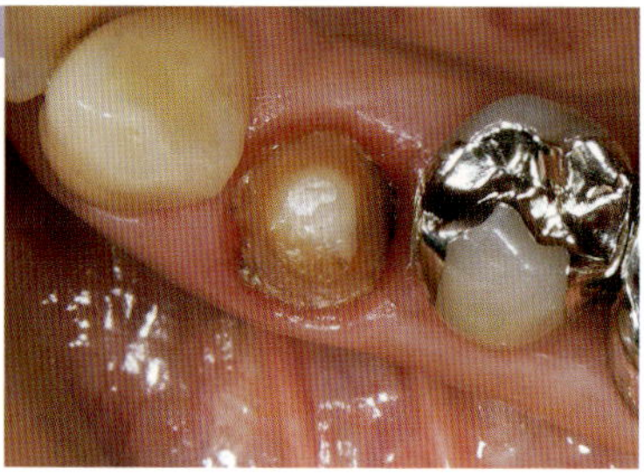

すぐに白くしたいとの要望で、まず仮歯を製作します。歯石が沈着しており歯肉に炎症が認められます。

2 治療2日目

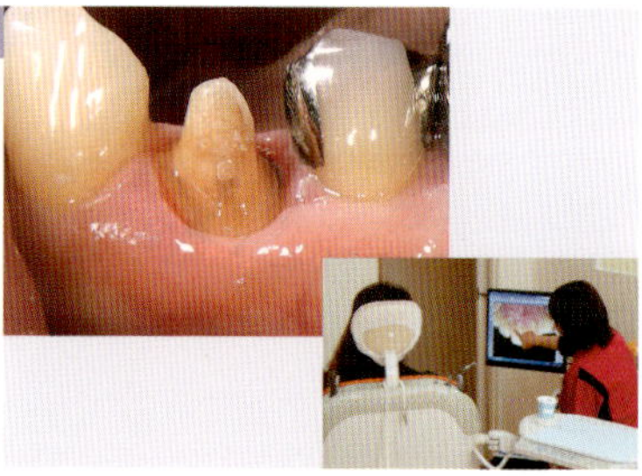

歯科衛生士の歯周治療と患者さんのブラッシングの努力の結果、歯肉の炎症が消失しました。

5 治療4日目

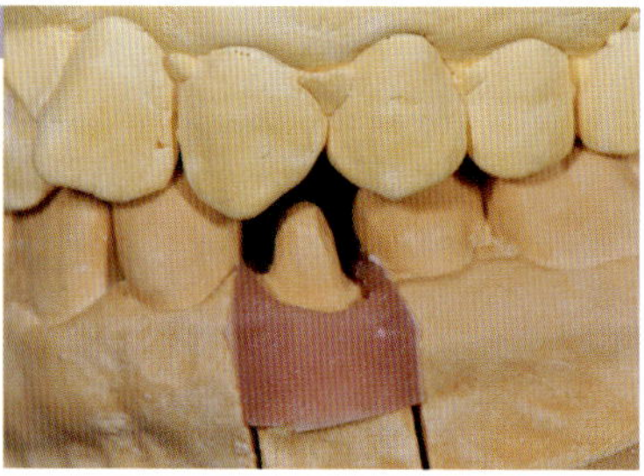

歯科技工士が作業用の模型を製作します。

6

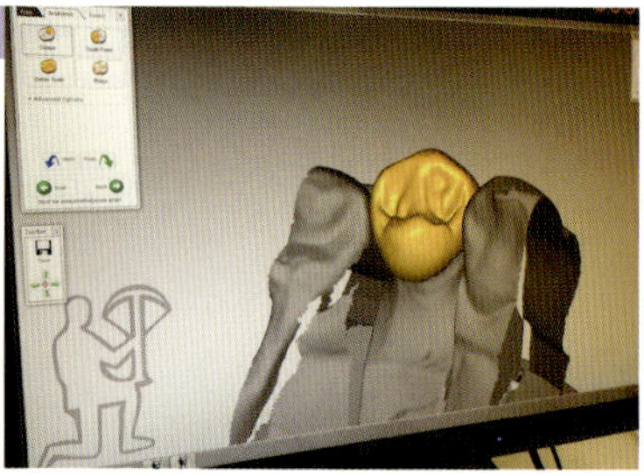

作業用模型をスキャニングし、コンピューター上でクラウンを設計します。

9

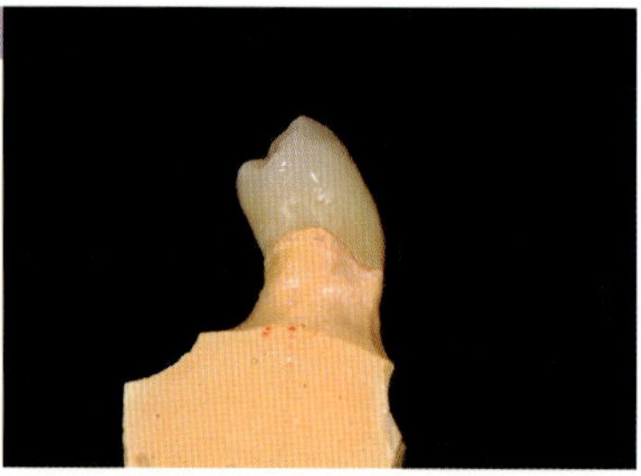

様々な工程を経て、適合性のよいオールセラミックスクラウンが完成します。

10 治療5日目

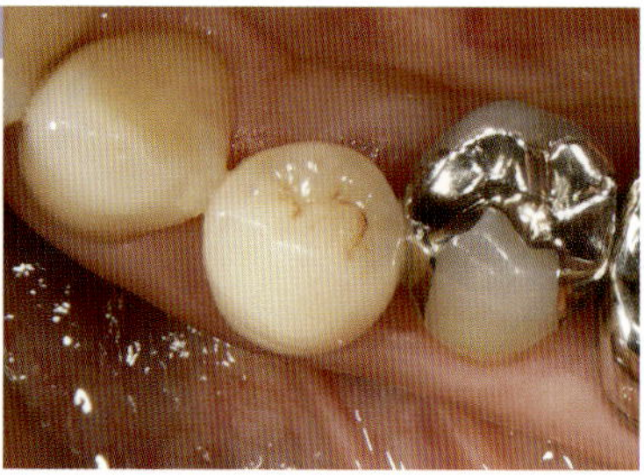

完成したクラウンを歯科医師が歯とセラミックスに接着させるためのレジンセメントを用いて口腔内に装着します。

3

治療3日目（印象採得）

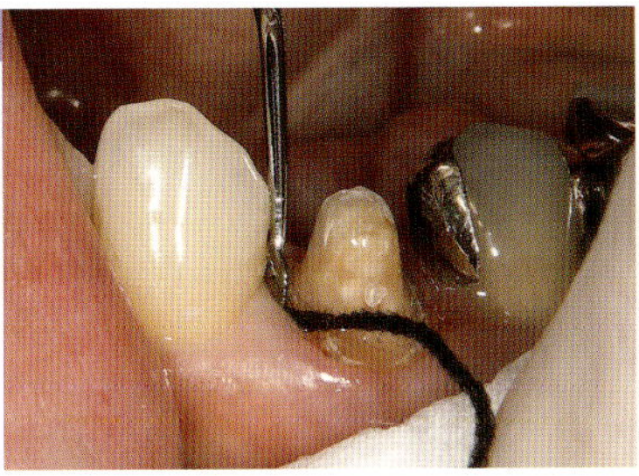

歯と歯肉の境界を明瞭にするため、綿の糸を挿入します。

4

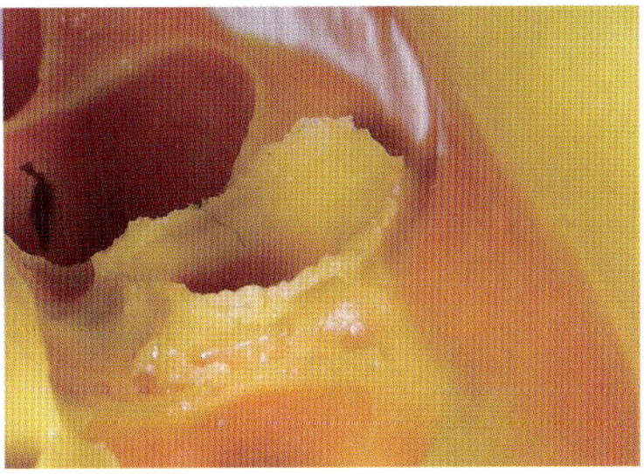

シリコン印象材で精密な型を採ります。

7

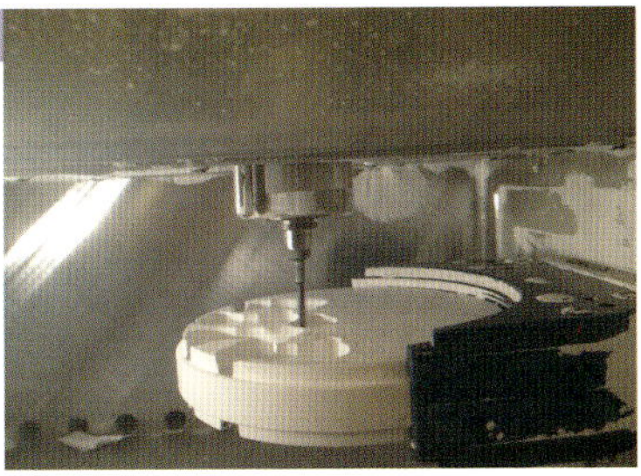

そこからフレームデザインを設定し、ジルコニアのブロックから削り出します。

8

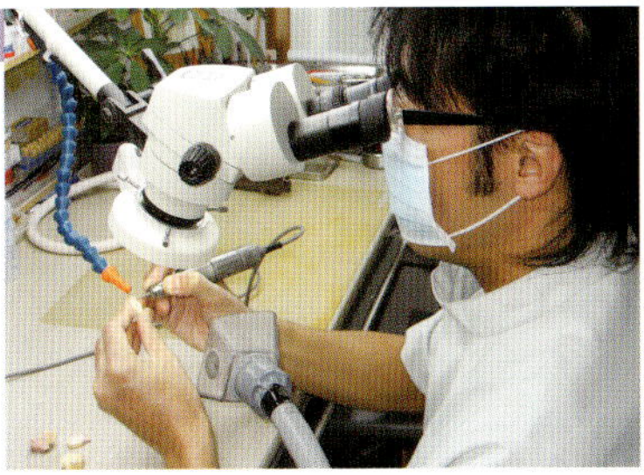

削りだされたフレームをファーネスにて焼成した後、歯科技工士がセラミックスを盛り上げ、さらに焼成していきます。

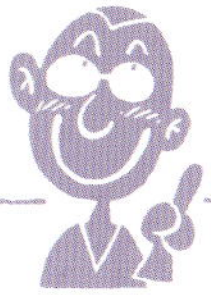

DR.SUZAKI MEMO

たった1本の歯の治療でも、できるだけ歯を長持ちさせるために、私は細部にまでこだわり治療しています。治療を成功させるために歯科医師・歯科衛生士・歯科技工士といった医療スタッフと共にチームアプローチで最善を尽くします。そのためには、治療時間、治療費用が必要となるため自費治療が存在するのです。

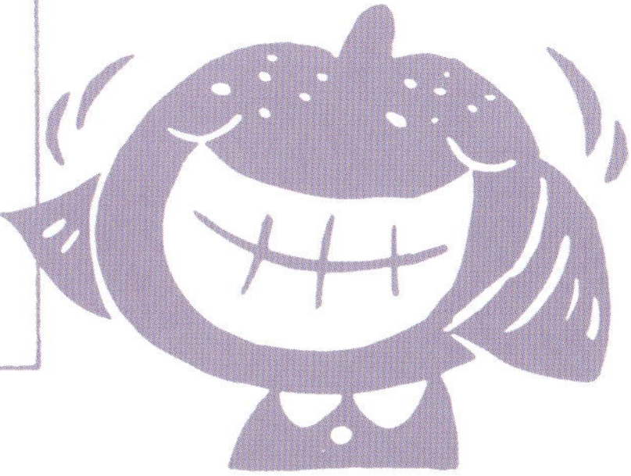

SMILE!
09

お母さんだってキレイになりたい（セラミックインレー）

一般的な治療の概要と流れ

歯を切削したのち、精密な型採りをし、石膏により模型を製作します。さらにセラミックス焼成用の副模型を製作します。その上に様々な色調のセラミックスを何回にも分けて盛り上げ、専用のファーネスで焼成していきます。最後に形態を修正し、つや出しをします。

メリット

歯の色に合わせ、少しずつセラミックスを盛り上げ、インレーの色を作り上げていくため、非常に審美的で、色調の適合性がよく、天然歯と区別がつかないような仕上がりになります。

デメリット

非常に手間がかかる仕事であるだけでなく、歯科技工士の高い技術が必要になります。また確実な接着技術を用いて、歯とセラミックインレーをしっかりと接着しないとセラミックインレーが破折してしまいます。

術前

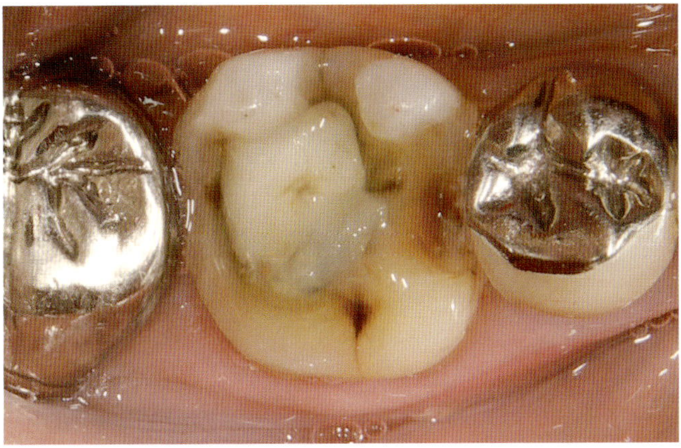

右下の虫歯の治療が必要になりました。

術後

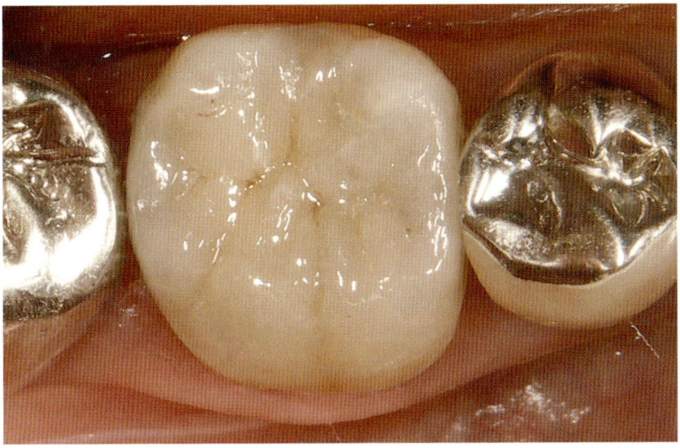

セラミックインレーにより審美性が獲得されました。

SMILE ♥ STORY

この患者さんは家族の幸せを第一に考え、自分のことは後回しにしてきたそうです。息子さんの就職をきっかけに、自分も口の中をキレイにしようと考えていたのですが、なかなか決心がつきませんでした。そんな時、右下奥歯にむし歯の治療が必要になりました。これをセラミックインレーにすることでプチ贅沢をはじめました。

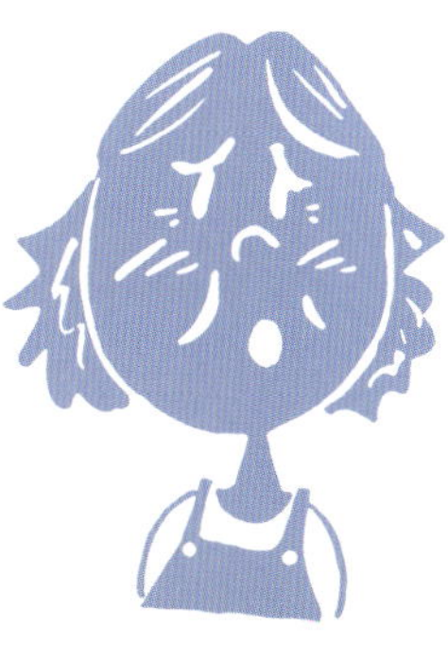

1 治療1日目

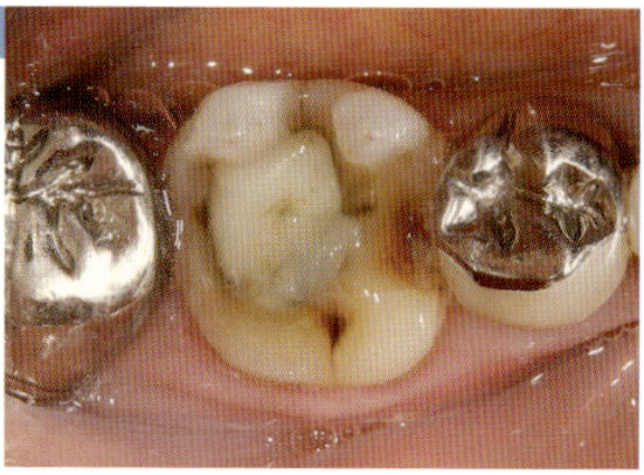

局所麻酔をし、歯を削ります。セラミックスは割れやすいため厚みが必要です。そのため削る量が少し多くなります。

2

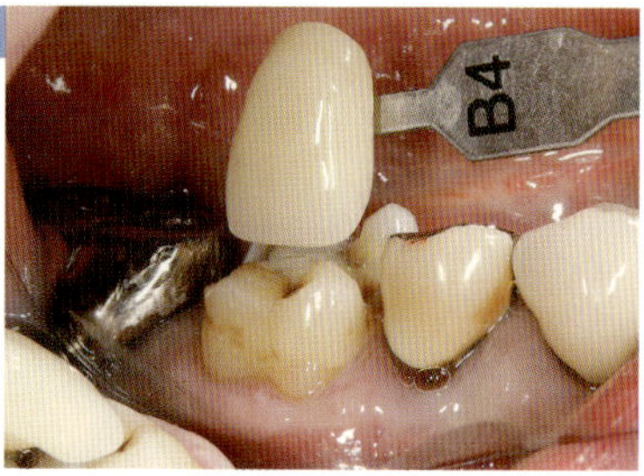

シェードガイドを用いて歯の色をカメラで撮影し、色を記録します。

5

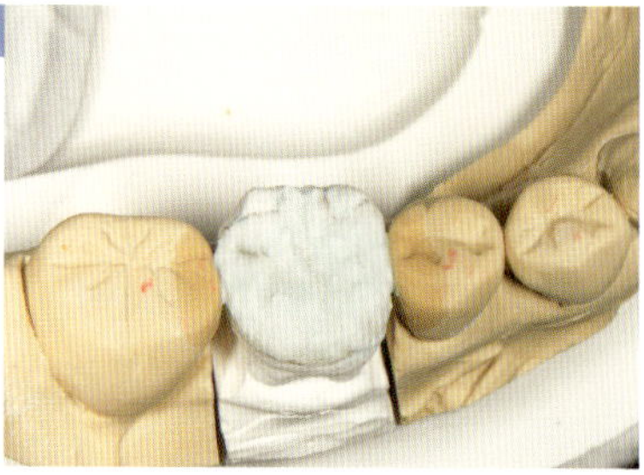

セラミックスを盛り上げた際は歯の色と異なりますが、これを専用のファーネスで熱を加えると、ガラス状になり透明感と天然歯の色調が出ます。

6

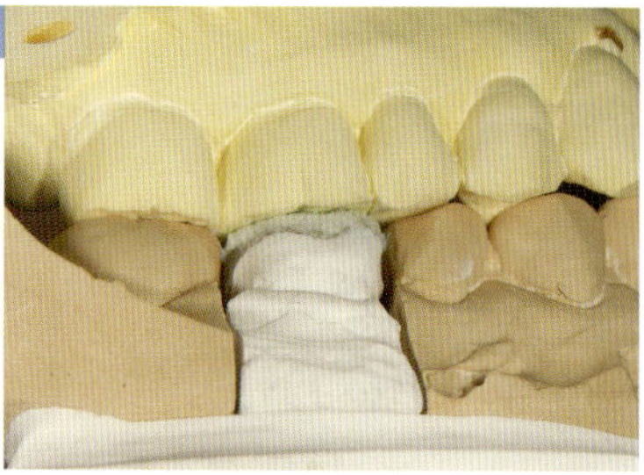

かみ合わせも確認しながら、色調と形態をつくり上げます。

9

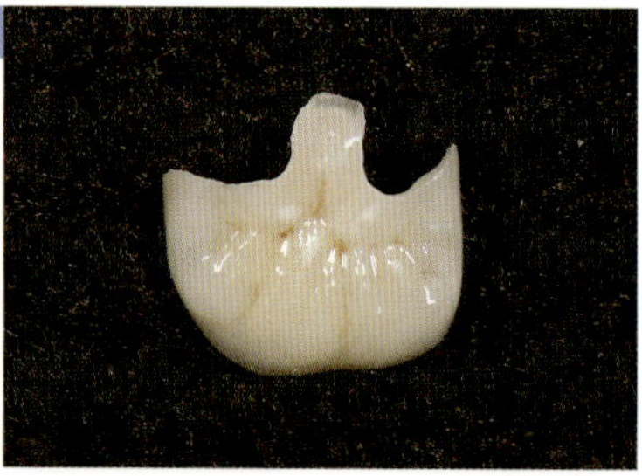

完成したセラミックインレーは透明感があり、天然歯との色調適合性が良いだけでなく、生体親和性も良好です。

10 治療2日目

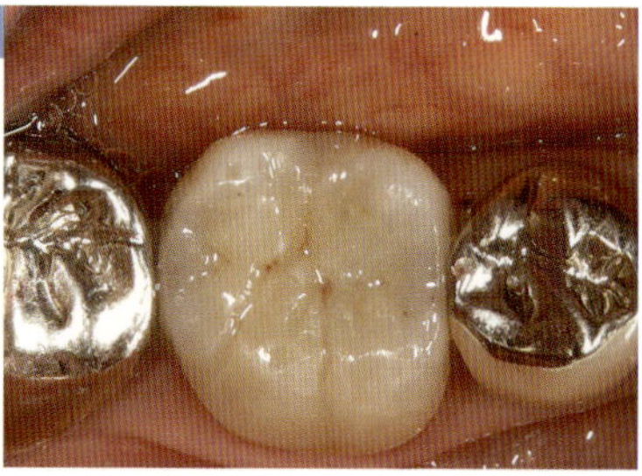

完成したセラミックインレーと歯を接着技術を用いて一体化することにより、審美的で強固な歯となります。

3

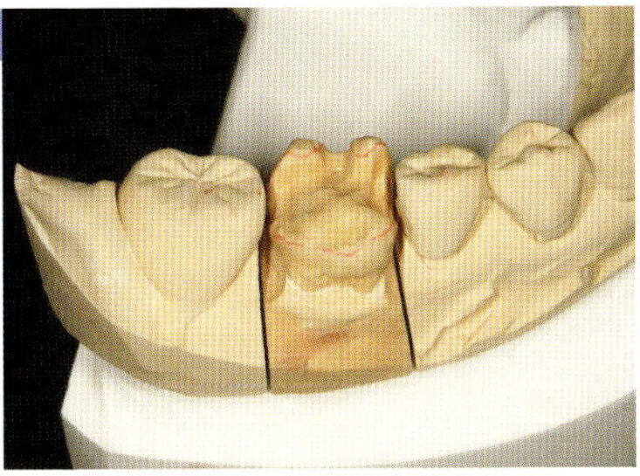

精密な型採りをし、模型を製作します。

4

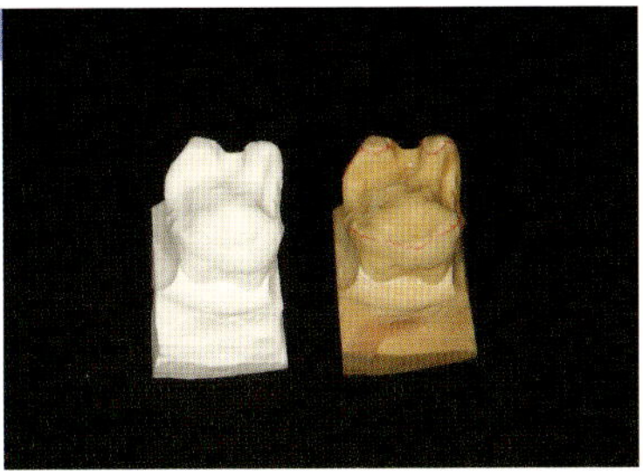

製作した模型とまったく同じ、副模型を製作します。これにセラミックスを盛り上げます。

7

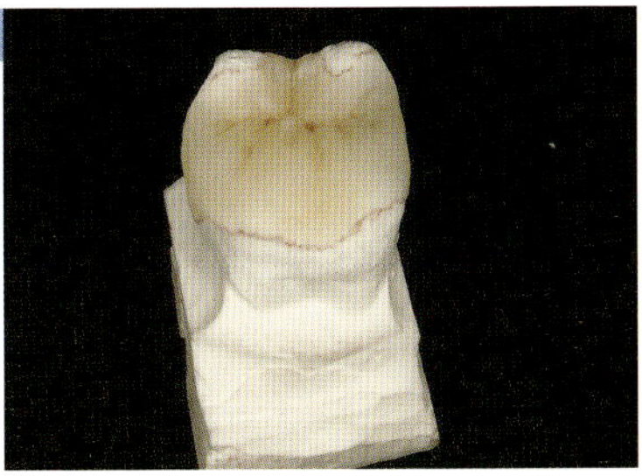

つや出し焼き（グレージング）前のセラミックインレーです。製作には時間と手間と技術が必要です。

8

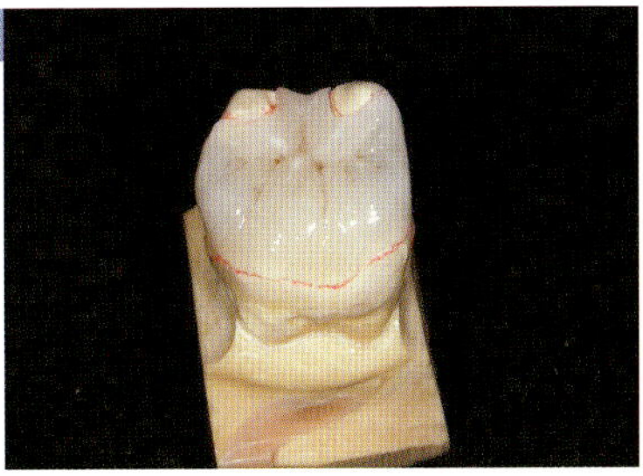

はじめの模型に戻し、微調整をして完成です。

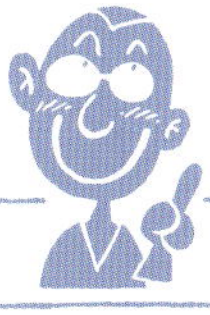

DR.SUZAKI MEMO

セラミックスは表面がガラス状構造のため、光沢感はほぼ永久に保たれます。さらにプラークも付着しにくいのが特徴です。その一方、レジンは拡大するとスポンジ状の構造をしているため、徐々に表面の光沢感は失われていきます（図1）。

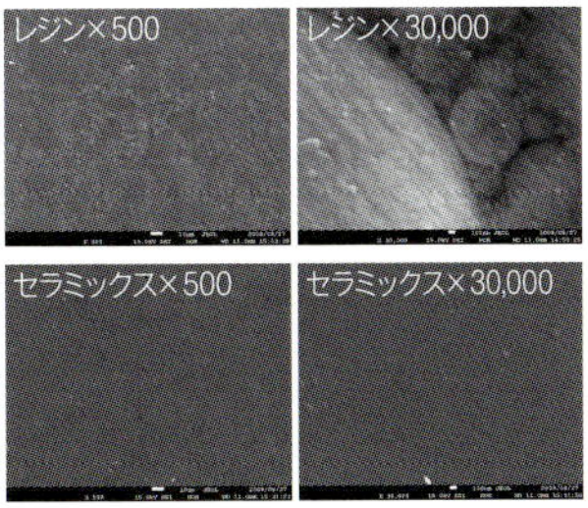

図1　セラミックスはプラークが付着しにくく、変色しにくい

SMILE! 10

大学合格のご褒美に、気になる前歯の隙間を改善（コンタクトベニア）

一般的な治療の概要と流れ

正中離開の改善は切削を伴う治療法として、クラウンによるものやポーセレンラミネートベニア修復などがあります。また切削を伴わない治療法としては、矯正治療、コンポジットレジン修復、コンタクトベニア修復などがあります。

メリット

コンタクトベニア修復は歯質の切削を伴わないのが最大のメリットであり、接触点の回復や歯肉付近の形態の付与が容易です。またセラミックスのため、表面のプラークが付着しにくく、変色も認められず審美的です。

デメリット

コンポジットレジン修復が1日で修復できるのに対し、コンタクトベニアは模型上で修復物を製作するため、2日以上の通院が必要です。また製作には非常に高い技術を必要とするため自費治療となります。

術前

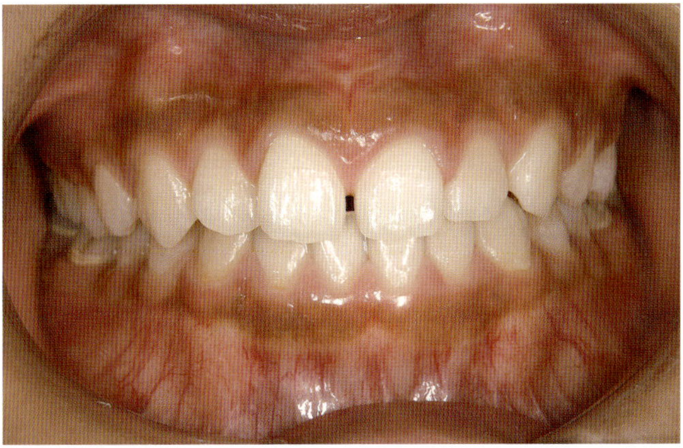

患者さんは上顎正中の隙間を気にしていましたが、治療を諦めていました。

術後

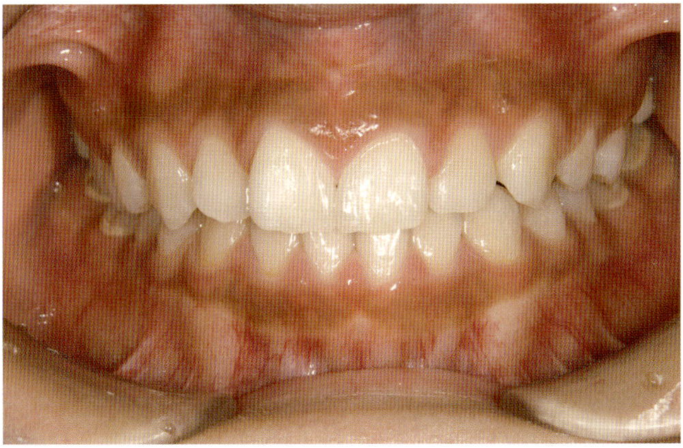

歯を削ることなく、上顎正中にポーセレンコンタクトベニアを装着しました。

SMILE STORY

この患者さんは正中離開を非常に気にして、歯の切削を伴わない矯正治療を検討しましたが、治療法、治療期間、費用の面で治療を諦めていたそうです。そんなある日、患者さんの母親から娘の大学合格のご褒美に正中離開を改善したいという相談がありました。そこで担当の歯科衛生士がコンタクトベニアによる治療法を説明し、春休み中に治療が完了するということで本法を行うこととしました。もともと笑顔の素敵な彼女でしたが、治療後は、より素敵な笑顔を取り戻せました。

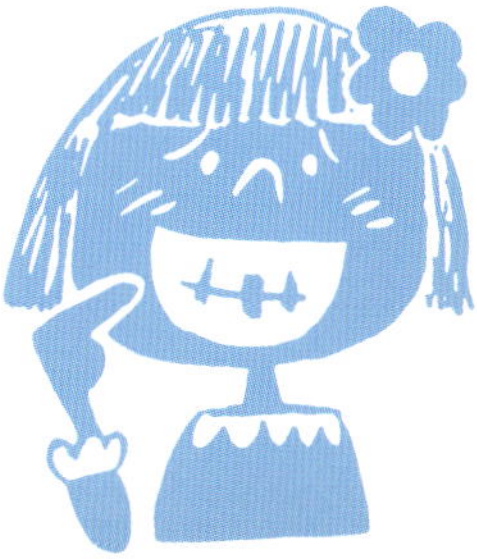

1 治療1日目

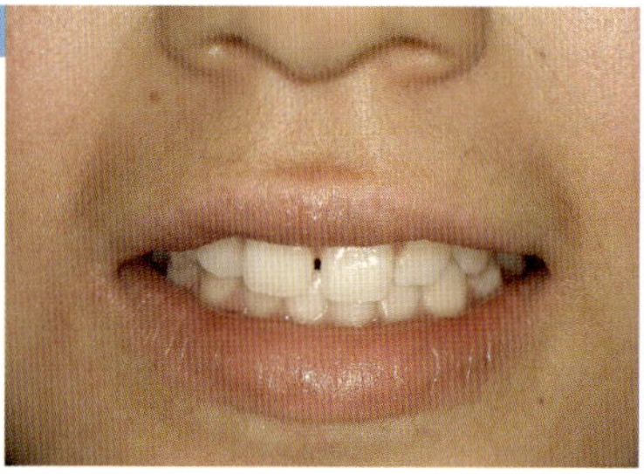

患者さんは笑った時に目立つ正中離開を気にしていました。

2

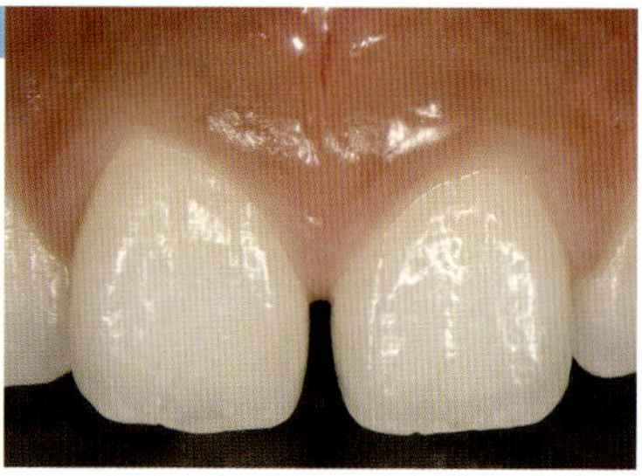

口腔内にむし歯は認められず、歯の切削経験もないため、歯質の切削を避けたいとのことでした。

5 治療2日目

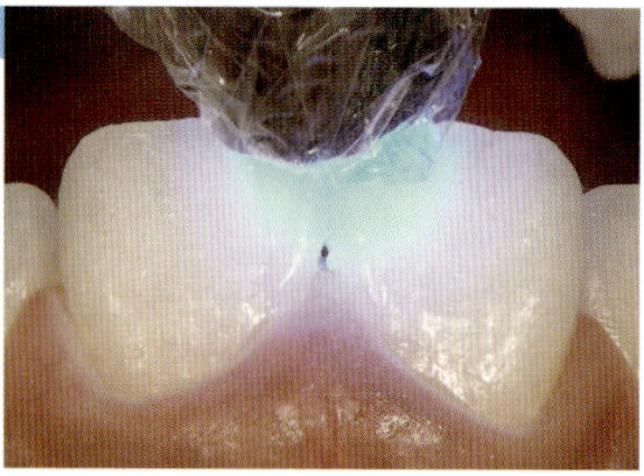

歯面を清掃後、レジンセメントを用いてコンタクトベニアを装着し、光を照射します。

6

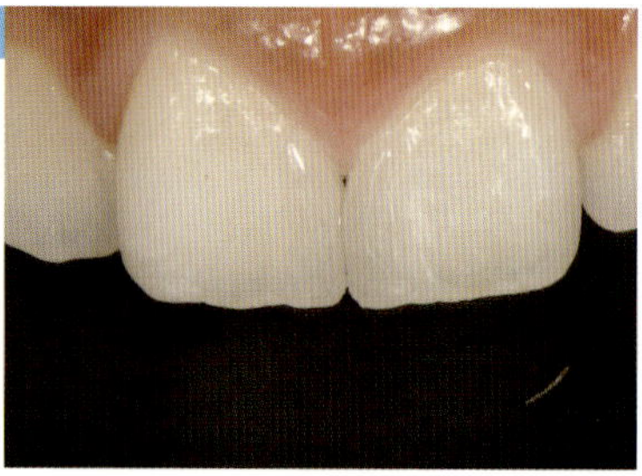

コンタクトベニア装着後、かみ合わせの調整をし、終了です。

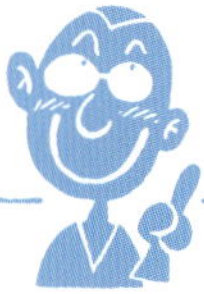

DR.SUZAKI MEMO

正中離開の原因の多くは上唇小帯付着異常（高位付着）です。本来、上唇小帯の付着は成長とともに上方に移動するのですが、付着異常の場合は永久歯の歯並びやブラッシング不良の原因となります。そのような場合、永久歯萌出時に小帯を切除します。すると永久歯の萌出力により自然に正中離開が改善されます（図1・2・3）。

図1

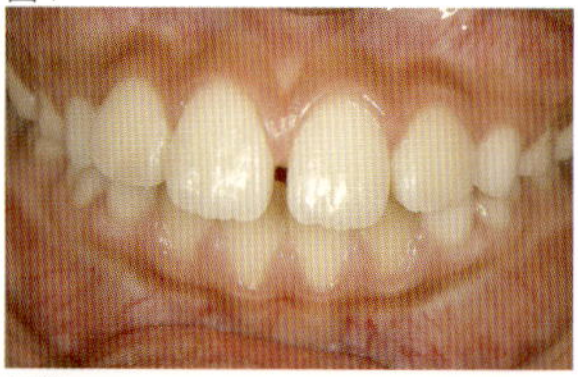

図2

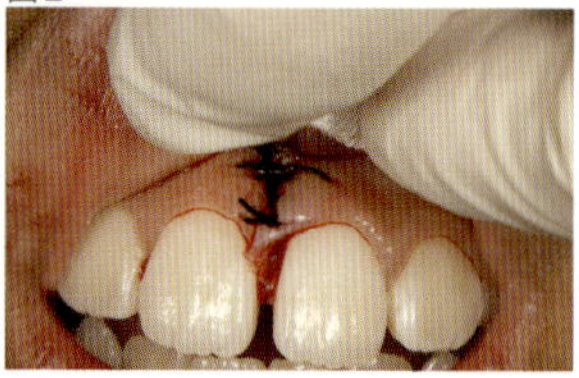

3

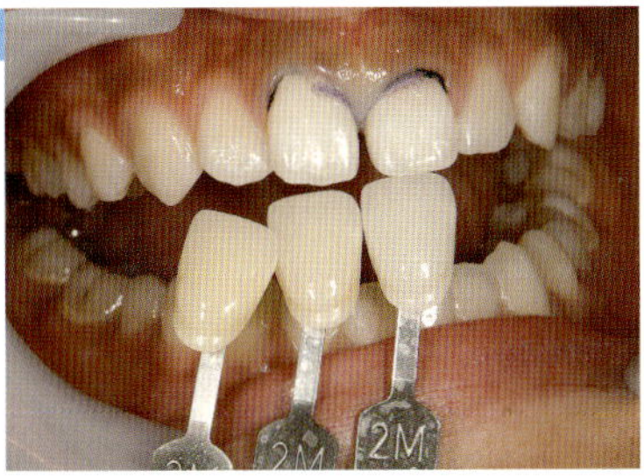

精密な型採りと歯の色調をデジタルカメラで記録します。

4

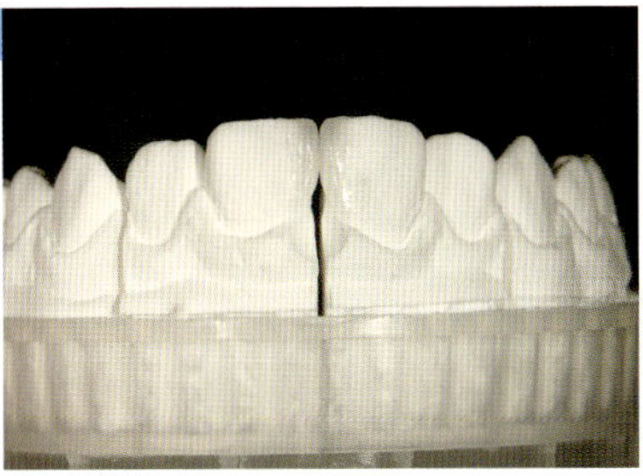

模型上で、ポーセレンコンタクトベニアを製作しました。何度にも分け、ポーセレンのパウダーを築盛し、焼き上げて色調を再現するため歯科技工士の高い技術が必要です。

7

治療2週間後

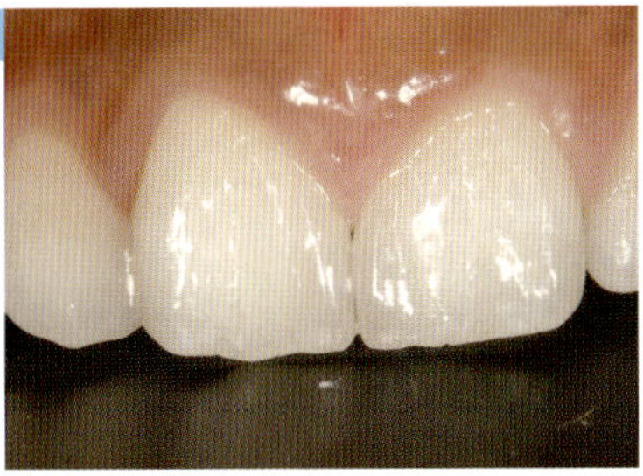

痛みもなく経過良好です。

8

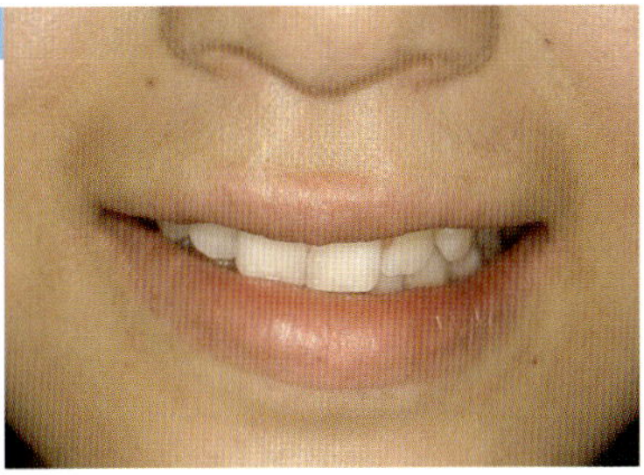

もともと笑顔が素敵な彼女ですが、口元の印象が大きく変わりました。

図3

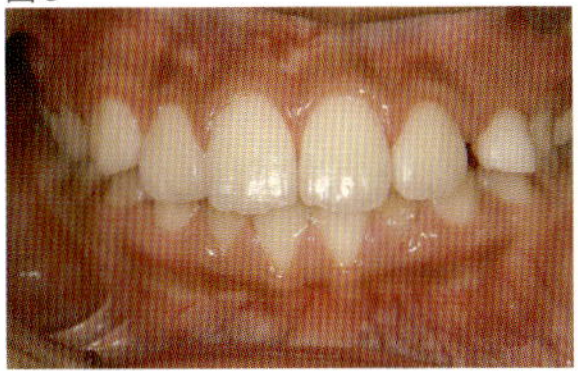

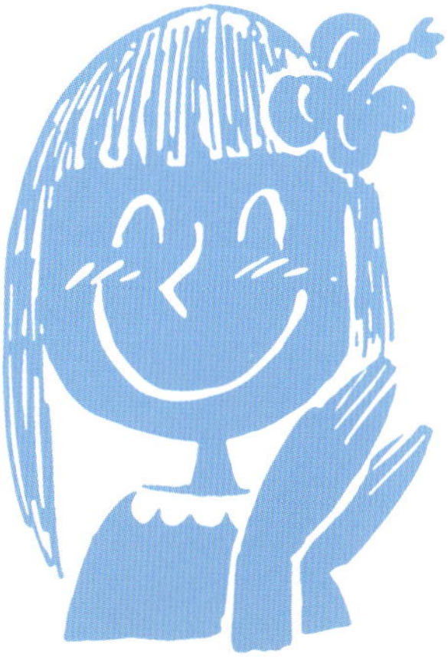

SMILE! 11

歯のコンプレックスをバネに仕事をがんばってきた！（ポーセレンラミネートベニア）

一般的な治療の概要と流れ

ポーセレンラミネートベニア修復は色調や形態を改善するために歯質を一層削除し、セラミックスの薄いシェルをレジンセメントにより接着するものです。シェル自体は硬いのですが、無理な力を加えると割れることがあります。しかし、接着技術を用いて歯と一体化すると強度が増し、長期に安定したものとなります。

メリット

ほとんどの症例で、切削はエナメル質内にとどめるため切削時は麻酔の必要はありません。かみ合わせの関係にもよりますが、歯の形態改善にもとても有効な方法です。またセラミックスクラウンによる修復よりも安価です。

デメリット

薄いセラミックスのシェルで色調を改善するには限界があり、変色が強い歯の治療では色調改善に限界がある場合があります。基本的に舌側は切削しないため、かみ合わせを改善することはできません。

術前

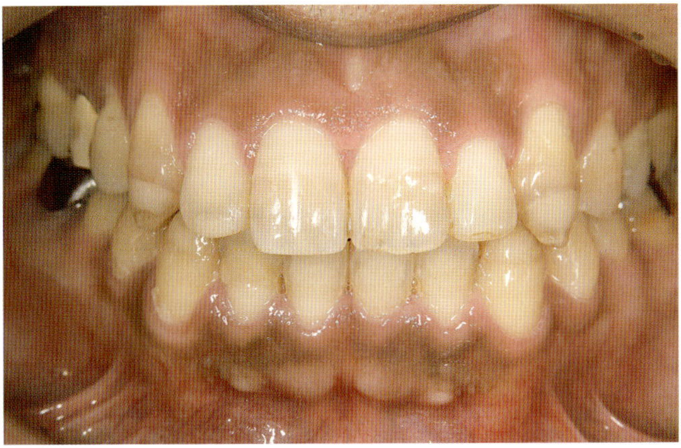

前歯の変色の改善を主訴に来院しました。

術後

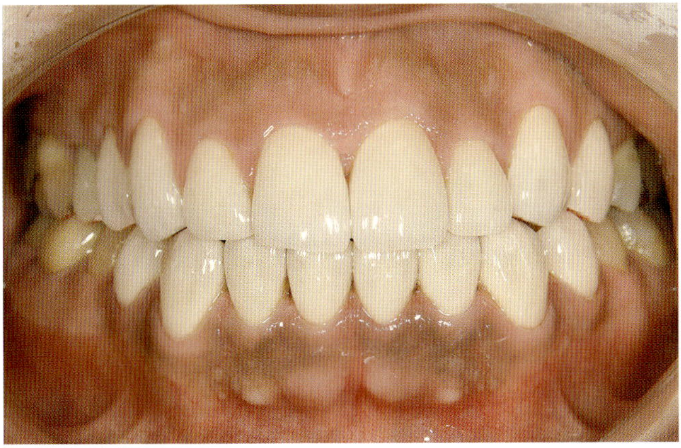

上下顎前歯をポーセレンラミネート修復しました。続いて臼歯の金属を除去し、オールセラミックス修復をすることになりました。

SMILE STORY

この患者さんは子供の頃から前歯の歯並びと色調にコンプレックスを持っていました。大人になったら頑張って仕事をし、貯金をして治療することを目標に、努力して会社の社長になりました。そして、矯正治療と修復治療をして夢を叶えた後、海外に会社を進出させることに成功しました。外国人と仕事の話をする際も歯のおかげで自信を持って話すことができると、とても喜んでいらっしゃいます。

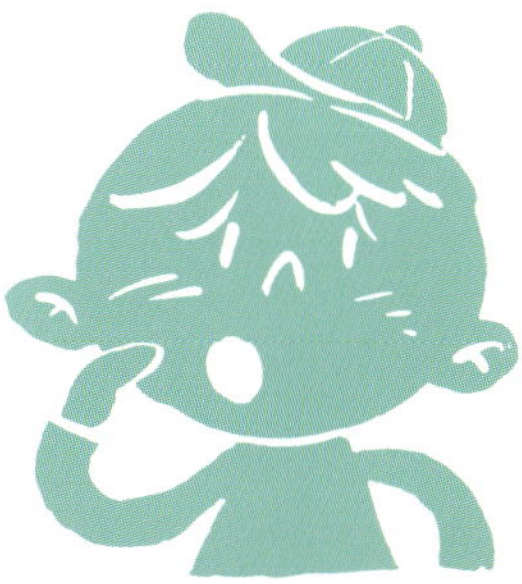

治療ステップ

1
治療1日目

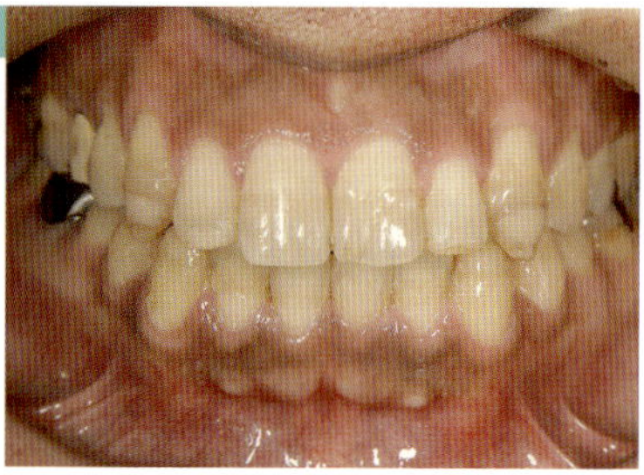

型採りをして修復のイメージをつくるためモックアップ模型を製作します。

2
治療2日目

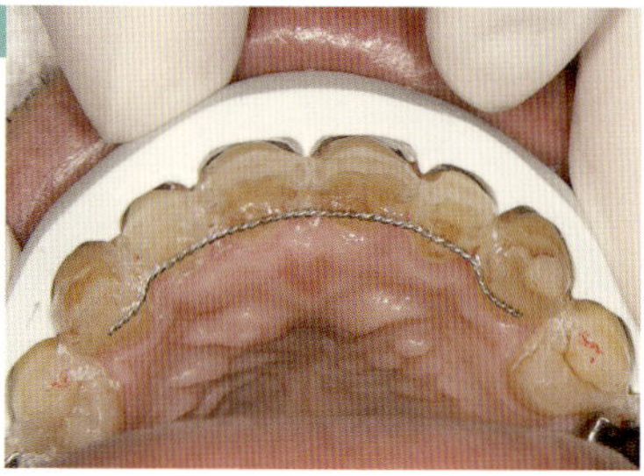

モックアップ模型上でガイドを製作し、それを元に歯を一層削除します。

5
治療4日目

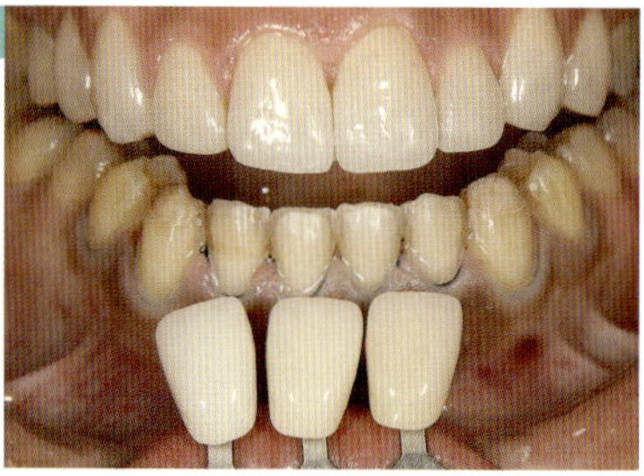

下顎も同様に切削し、精密な型を採ります。

6
治療5日目

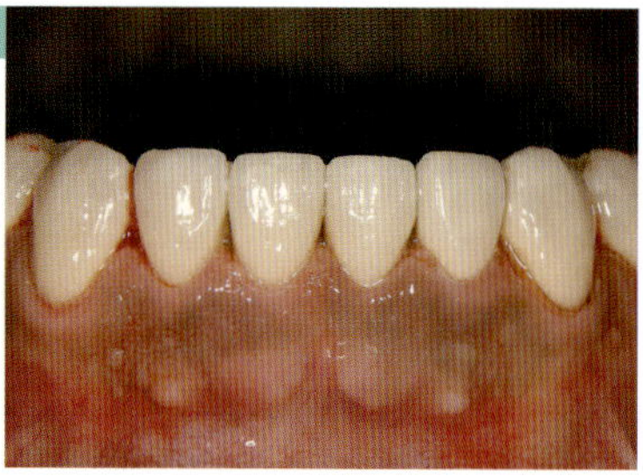

下顎のポーセレンラミネートベニア装着後、かみ合わせの調整をします。

9
治療4年後

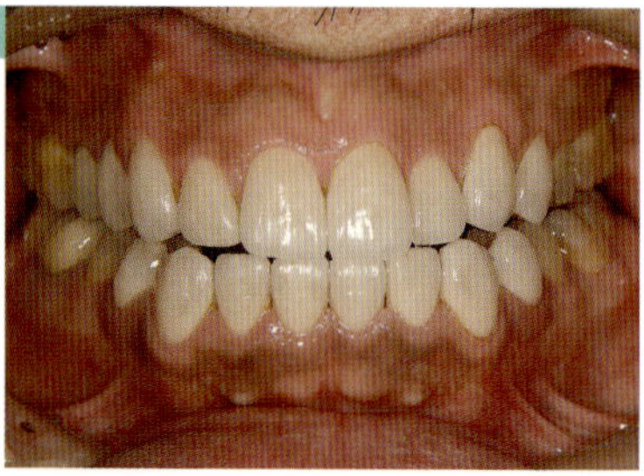

海外に移住したため定期的な来院もなかなかできませんが、経過は良好です。メインテナンス時にはかみ合わせのチェックと調整を行います。

10
治療6年後

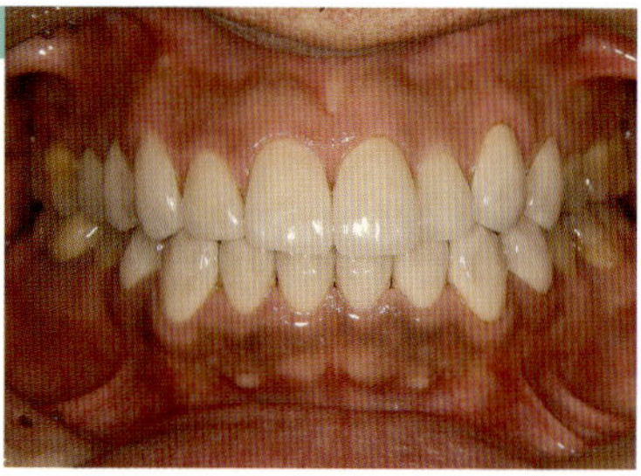

日本に帰国した際には必ずメインテナンスに来院されます。6年後も経過は良好でまったく問題ありません。

3

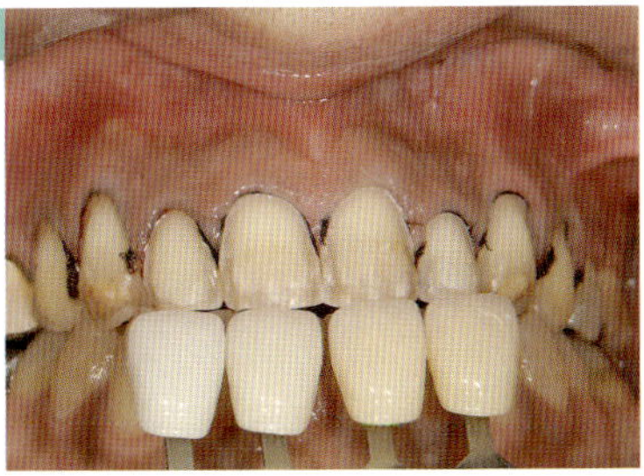

精密な型を採り、歯の色調をデジタルカメラで記録します。その後、仮歯を装着します。

4 治療3日目

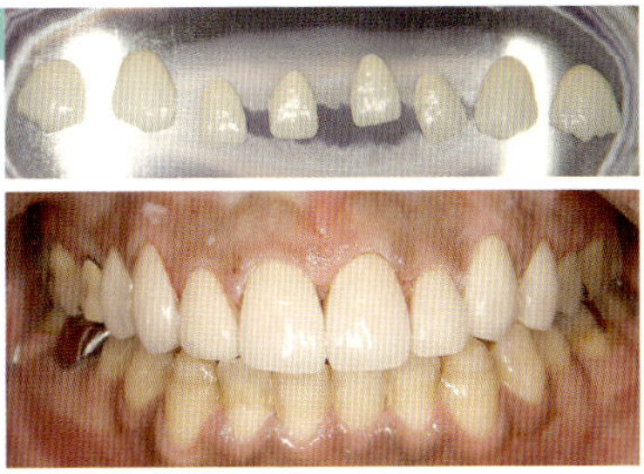

仮歯を除去し、歯面清掃後、レジンセメントを用いて製作したシェルを歯に接着します。

7 治療8ヶ月後

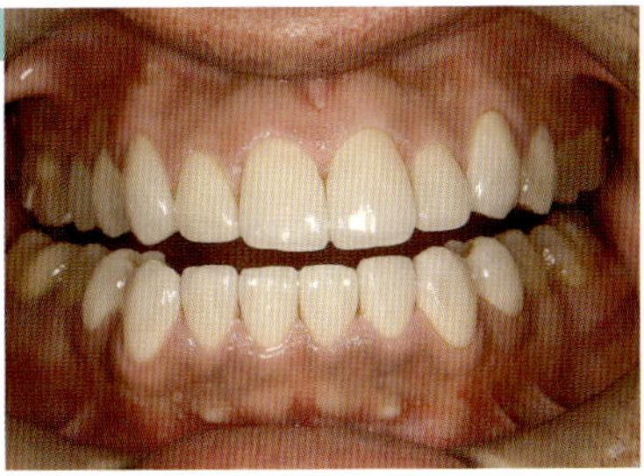

臼歯の金属をすべてセラミックスで置き換えました。

8 治療2年後

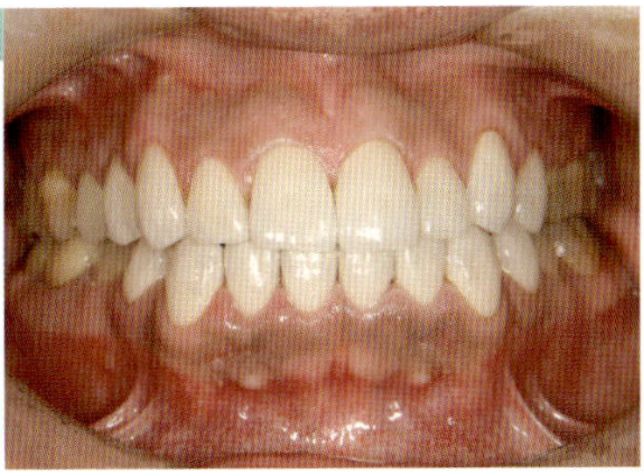

定期的なメインテナンスにより良好な口腔内環境を維持できています。

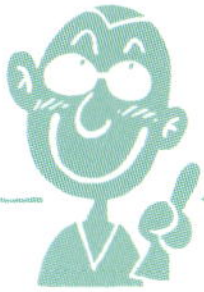

DR.SUZAKI MEMO

ポーセレンラミネートベニアは接着により歯と一体化するので長期にわたり非常に安定した審美性を維持できます。しかし、陶器と同様で急激な衝撃に弱いため硬いものを食べる際には注意が必要です。また咬合関係（かみ合わせの状態）も予後に影響するため、定期的な検診で咬合をチェックし、場合によっては咬合調整も必要になります。

おわりに

本書で紹介してきた治療は決して歯科医師1人の力だけでは成功しません。ぱんだ歯科が目指している良質な歯科医療を成功させるために日々支えてくれている歯科医療スタッフに感謝します。

―― 当院を支えている歯科医療スタッフ ――

〈歯科医師〉

浪越 絵奈　　山田 三良

〈歯科衛生士〉

古本 千穂　　坂井 紀子　　川瀬 信香

前川 芳美　　坪井 奈津美

〈歯科技工士〉

長谷川 彰人（東海歯科医療専門学校）

上原 孝文（オーシャンラボ）

〈受付スタッフ〉

細井 博子　　枡田 明子　　古田 実彩希

〈診療アシスタント〉

樋口 ゆりの　　加藤 奈央

〈コーディネーター〉

松田 和秀

資料1 前歯のクラウン（かぶせもの）

名称	イメージ	素材・構造	長所	短所
硬質レジン前装冠（健康保険適用）	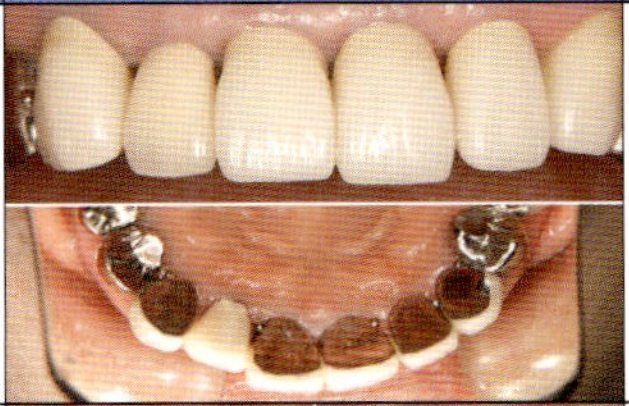	金属（金銀パラジウム合金）で製作したフレームに硬いレジン（プラスチック）を貼りつけたもの	• 健康保険を適用できるため経済的	• 年月が経つとだんだんと変色してくる • 白い部分のレジンが欠けたり、割れたりすることがある • 裏側の金属が見えることがある • 金属アレルギーをおこす可能性がある
メタルセラミックス	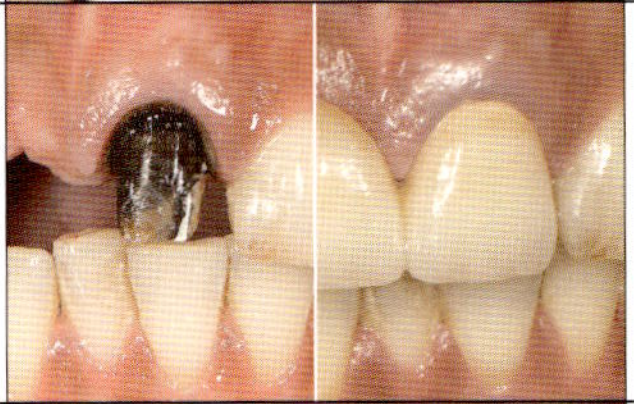	金属(主に貴金属)で製作したフレームにセラミックスを焼きつけたもの	• 自然に近い色を再現できる • 変色しにくく、プラークがつきにくい • 摩耗しにくい	• オールセラミックスより透明感がない • 極端に強い力が加わると欠けたり割れたりすることがある • 使用する金属によっては金属アレルギーをおこす可能生がある
ハイブリッドセラミックス	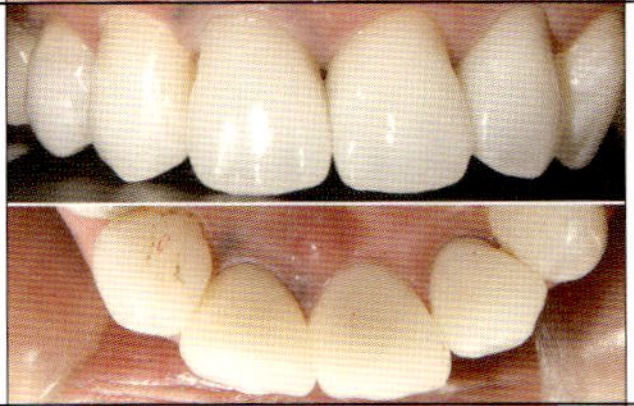	レジン（プラスチック）とセラミックスとが混ぜ合わされたもの	• 硬質レジン前装冠に比べて変色しにくい • オールセラミックスやメタルセラミックスに比べて安価で自然に近い色の歯にできる • 金属アレルギーの心配がない	• レジンを使用しているため、経年的にやや変色する • オールセラミックスに比べて耐久性がない
オールセラミックス	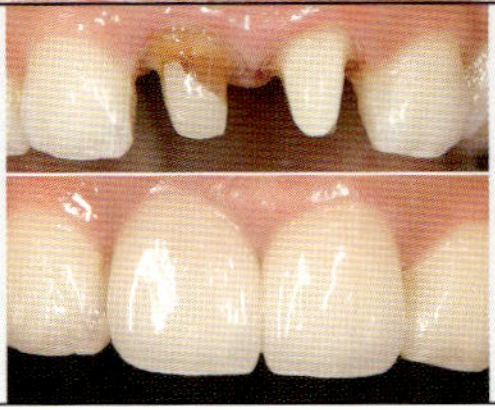	セラミックスのみを使ったもの	• 自然で透明感のあるキレイな歯を再現できる • 変色しにくく、プラークがつきにくい • 摩耗しにくい • 金属アレルギーの心配がない	• 極端に強い力が加わると欠けたり割れたりすることがある • 比較的高価

資料2 臼歯のクラウン（かぶせもの）

名称	イメージ	素材・構造	長所	短所
パラジウム合金 （健康保険適用）	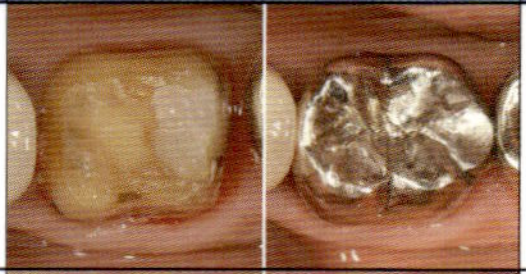	パラジウム合金を使用したもの	● 健康保険を適用できるため経済的 ● 金属のため相応の強度がある	● 金属色が目立つ ● 金属アレルギーをおこす可能生がある ● 年月が経つと歯と金属の間に隙間ができむし歯になることがある
ゴールド （金合金／白金加金）	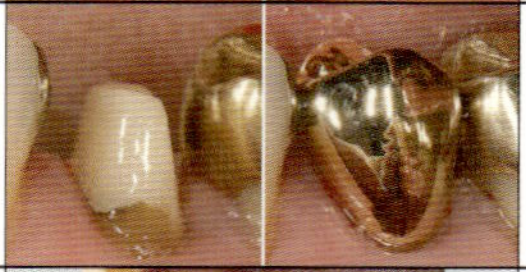	金合金や白金加金を使用したもの	● 金属なので耐久性がある ● 展延性があるのでかみ合わせがなじみやすい ● 銀歯に比べて適合が良いため、隙間からのむし歯になりにくい ● 貴金属のため金属アレルギーになりにくい	● 金属色が目立つ ● やや高価
メタルセラミックス	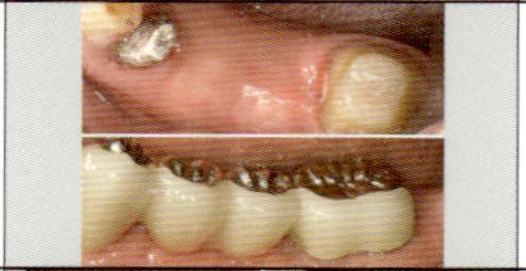	金属（主に貴金属）で製作したフレームにセラミックスを焼きつけたもの	● 自然に近い色を再現できる ● 変色しにくく、プラークがつきにくい ● 摩耗しにくい	● 裏側の金属が見えることがある ● 極端に強い力が加わると欠けたり割れたりすることがある ● 使用する金属によっては金属アレルギーをおこす可能生がある
ハイブリッド セラミックス	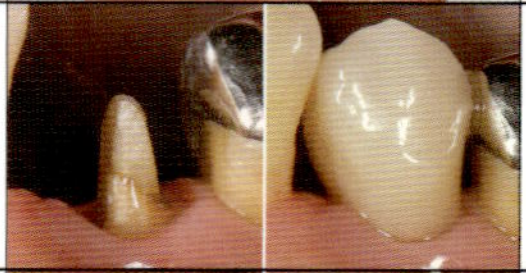	レジン（プラスチック）とセラミックスとが混ぜ合わされたもの	● オールセラミックスやメタルセラミックスに比べて安価で自然に近い色の歯にできる ● 金属アレルギーの心配がない	● レジンが混ざっているので、経年的にやや変色する ● オールセラミックスや貴金属に比べて耐久性がない
オールセラミックス	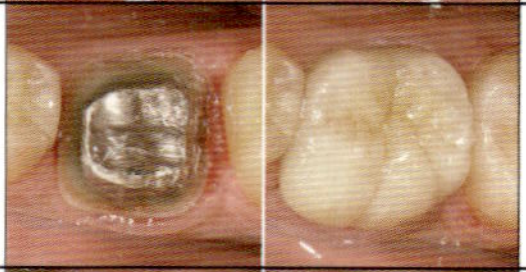	セラミックスのみを使ったもの	● 自然で透明感のあるキレイな歯を再現できる ● 変色しにくく、プラークがつきにくい ● 摩耗しにくい ● 金属アレルギーの心配がない	● 極端に強い力が加わると欠けたり割れたりすることがある ● 比較的高価
フル（オール） ジルコニア	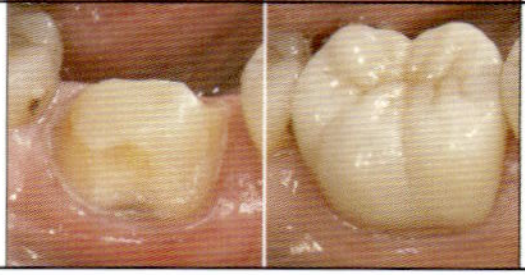	人工のダイヤモンド素材のみを使ったもの	● 目立たない、白い歯にできる ● 強度が高い（歯の削除量が少ない） ● オールセラミックスやメタルセラミックスに比べて安価	● より自然に近い色にするには、手間と費用がかかる ● 素材の強度が天然歯より硬いため、術者の技量が問われる

資料3 インレー（つめもの）

名称	イメージ	素材・構造	長所	短所
金銀パラジウム合金 （健康保険適用）	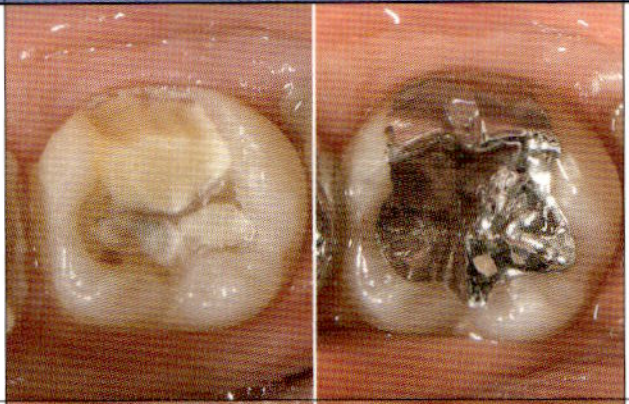	銀・パラジウム・銅・金などの金属が混ぜ合わさった合金を使用したもの	● 健康保険を適用できるため経済的 ● 金属のため相応の強度がある	● 金属色が目立つ ● 金属アレルギーをおこす可能生がある ● 年月が経つと歯と金属の間に隙間ができむし歯になることがある
ゴールド （金合金／白金加金）	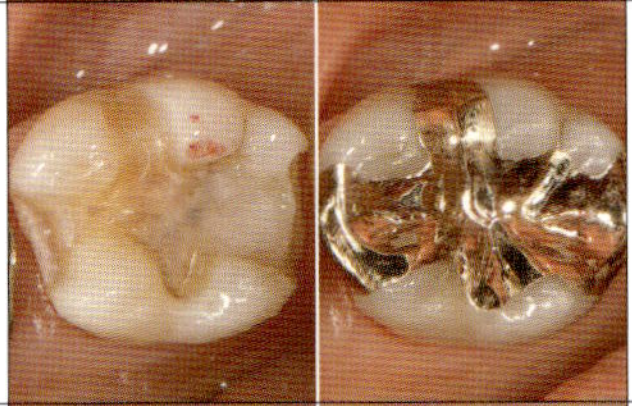	金合金や白金加金を使用したもの	● 金属なので耐久性がある ● 展延性があるのでかみ合わせがなじみやすい ● 金銀パラジウム合金に比べて適合が良いため、隙間からのむし歯になりにくい ● 貴金属のため金属アレルギーになりにくい	● 金属色が目立つ ● やや高価
ハイブリッド セラミックス	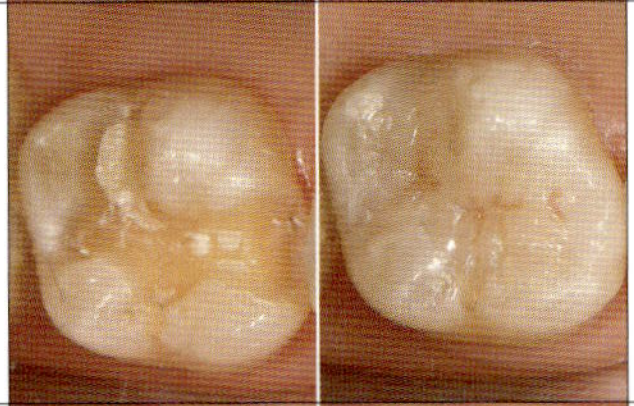	レジン（プラスチック）とセラミックスとが混ぜ合わされたもの	● オールセラミックスに比べて安価で自然に近い色の歯にできる ● 金属アレルギーの心配がない	● レジンが混ざっているので、経年的にやや変色する ● オールセラミックスや貴金属に比べて耐久性がない
オールセラミックス	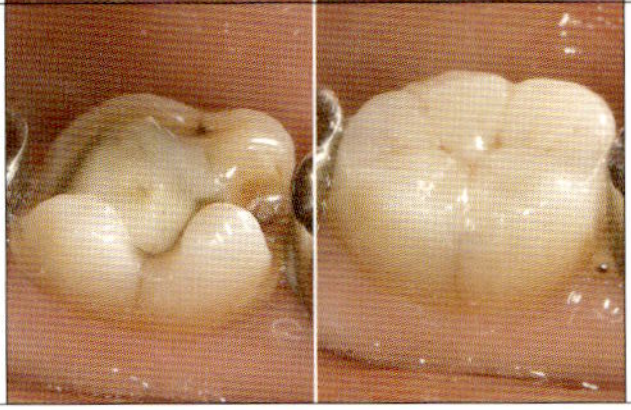	セラミックスのみを使ったもの	● 自然でキレイな歯を再現できる ● 変色しにくく、プラークがつきにくい ● 摩耗しにくい ● 金属アレルギーの心配がない	● 極端に強い力が加わると欠けたり割れたりすることがある ● 比較的高価

資料 4　コンポジットレジン充填

名 称	イメージ	素材・構造	長 所	短 所
コンポジットレジン（健康保険適用）	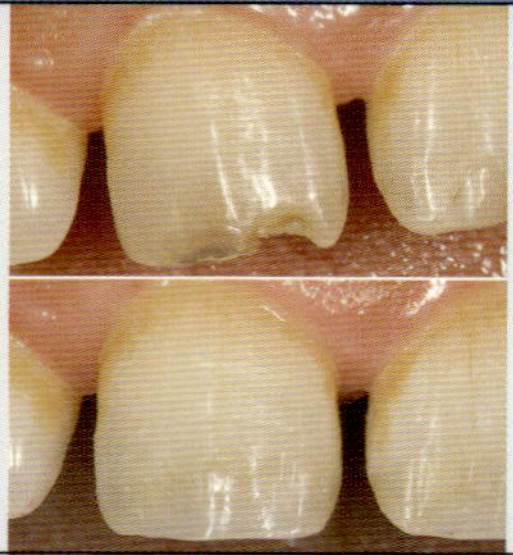	レジン（プラスチック）を直接歯面に盛る	● 目立たないキレイな見た目にできる ● 健全歯質の削除量が少なくて済む ● 1回の通院で完了できる（メインテナンスは必要） ● 欠けたり割れたりしても比較的再治療がしやすい	● 強度や耐久性が金属やセラミックスよりは劣るため、むし歯や歯の欠けた部分が大きいと治療ができないことがある ● 経年的に変色する ● 術者の技量が問われる
コンポジットレジン	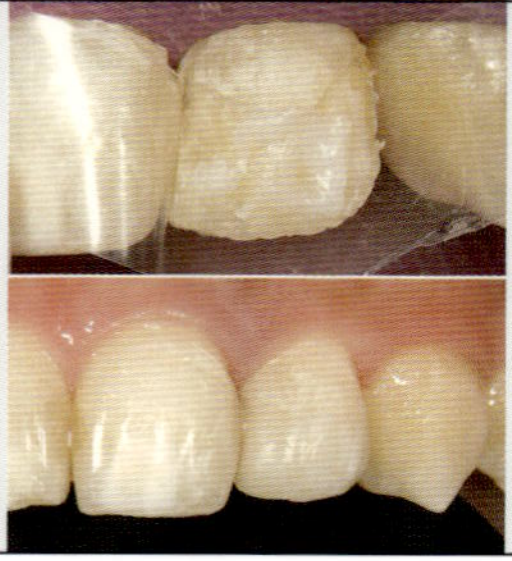	複数の色調のレジン（プラスチック）を直接歯面に重ねて盛る	● 色調やツヤなど、より自然に近い色合いにできる ● 健全歯質の削除量が少なくて済む ● 1～2回の通院で完了できる（メインテナンスは必要） ● 欠けたり割れたりしても比較的再治療がしやすい	● 何種類ものレジンを積み重ねるため、少し時間がかかる ● 強度や耐久性が金属やセラミックスよりは劣るため、むし歯や歯の欠けた部分が大きいと治療ができないことがある ● 術者の技量が問われる ● 保険適用のレジンと比べるとやや高価

資料5　支台歯（歯の土台）

名称	イメージ	素材・構造	長所	短所
メタル（シルバー）コア （健康保険適用）	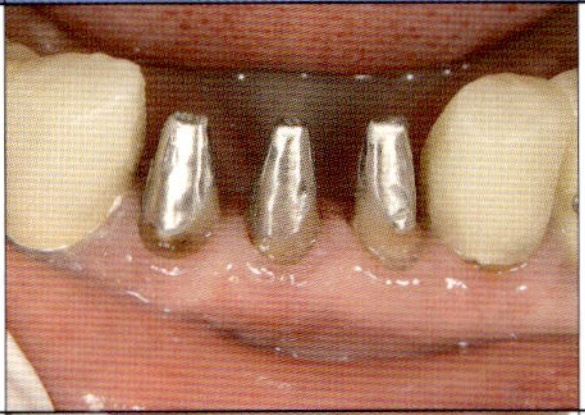	銀合金を使用したもの	● 健康保険を適用できるため経済的 ● 金属のため相応の強度と耐久性がある	● 金属の硬さに負けて歯根が割れることがある ● 金属の腐食で歯や歯肉が黒くなることがある ● 金属アレルギーをおこす可能生がある ● かぶせものが金属色で暗くなる ● 再治療の際の除去が困難
レジンコア （健康保険適用）	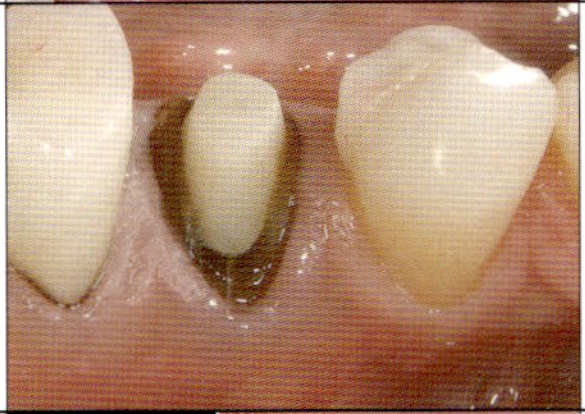	内部に金属（チタン、ゴールド、ステンレスなど）のピンを立て、レジン（プラスチック）を使って土台をつくったもの（金属のピンを立てない場合もある）	● 健康保険を適用できるため経済的 ● メタルコアにくらべて歯根が割れにくい ● 金属の腐食で歯や歯肉が黒くなる心配が少ない ● 金属アレルギーをおこすリスクをおさえることができる ● かぶせた歯が暗くなることをおさえることができる	● ファイバーポストレジンコアよりしなりがなく、強度が弱い ● 再治療の際にピンの除去が困難
ファイバー ポストレジンコア	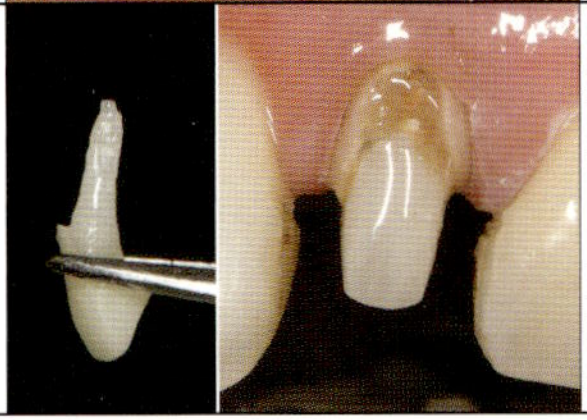	しなりのあるグラスファイバーのピンを立て、レジン（プラスチック）で土台をつくったもの	● 強度と耐久性とともにしなやかさがあり、歯根が割れるリスクが低い ● かぶせたものに色の影響をあたえることがない ● 金属アレルギーの心配がない	● やや高価

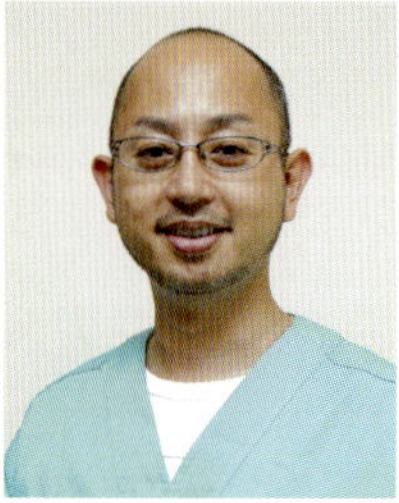

ぱんだ歯科（愛知県北名古屋市開業）
須崎　明（すざき　あきら）

平成17年まで愛知学院大学歯学部で臨床、研究、教育に携わる。
同時に愛知学院大学歯学部附属病院 審美歯科外来で治療を行っていた。

・愛知学院大学歯学部歯科保存修復学講座非常勤講師
・名古屋ユマニテク歯科製菓専門学校非常勤講師
・モンゴル国立健康科学大学客員助教授
・日本歯科審美学会　認定医
・日本レーザー歯学会　認定医・指導医
・日本歯科理工学会 Dental Materials Senior Adviser

Making Smile　メイキングスマイル
キレイな口元《くちもと》で素敵《すてき》な笑顔《えがお》になるために

発行日　2014年9月1日　第1版第1刷
著　者　須崎　明
発行人　湯山幸寿
発行所　株式会社デンタルダイヤモンド社
〒101-0054
東京都千代田区神田錦町1-14-13 錦町デンタルビル
TEL　03-3219-2571
URL　http://www.dental-diamond.co.jp/
振替口座＝00160-3-10768
印刷所　株式会社TONEGAWA

©Akira Suzaki,2014　落丁、乱丁本はお取替え致します。

● 本書の複製権・翻訳権・上映権・譲渡権・公衆送信権（送信可能化権を含む）は、（株）デンタルダイヤモンド社が保有します。
● JCOPY 〈（社）出版社著作権管理機構委託出版物〉
本書の無断複製は著作権法上での例外を除き禁じられています。
複写される場合は、そのつど事前に（社）出版社著作権管理機構（電話03-3513-6969、FAX03-3513-6979、e-maill:info@jcopy.or.jp）の許諾を得てください。